便利生活があなたを蝕《むしば》む！

パンと牛乳、コンビニ・レトルト食品、スマホが危ない

医療法人すずらん理事長・医学博士
前山浩信

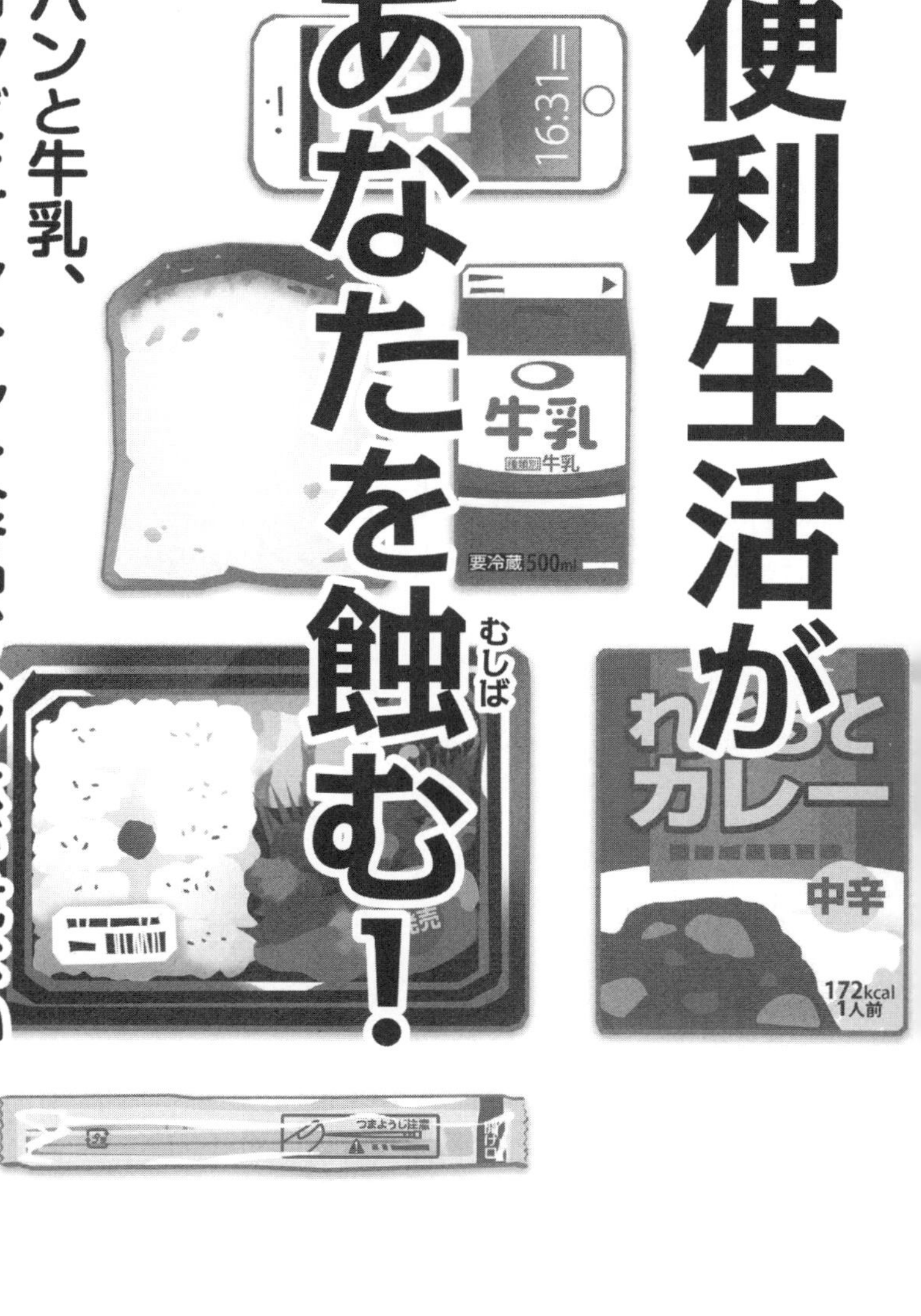

シバブックス
SIBAA BOOKS

まえがき

平成2年、私は内科医師としての生活をスタートしました。私にとって平成時代は医師として歩んだ30年間で、感慨深いものがあります。多くの患者さんの死を看取り、臨床経験を積みながら、医師としての技量を高めてきました。まさに「患者さんが医師にとっての教師である」と痛感し、私が診させていただいた患者さんには感謝の気持ちでいっぱいです。

さて、平成という時代、皆さんはどんなイメージをお持ちでしょうか？　災害が多かったというマイナスイメージの他に、パソコンやスマホが普及し、街には、いたるところにコンビニ店が出来て、生活が便利になったというプラスイメージを持つ方もいらっしゃるでしょう。

医師である私は、『平成時代にさまざまな病気が増えた』という印象をもっています。私は胃腸科専門ですので、潰瘍性大腸炎やクローン病（ともに国の難病特定疾患に指定されています）といった炎症性腸疾患の患者さんをよく診ます。厚生労働省（厚労省）調査のデータでは、平成元年、潰瘍性大腸炎の難病特定疾患受給者数は約2万人でしたが、平成23年には約14万人と約7倍に増えています。

認知症の患者さんはどうでしょうか？　同じく厚労省のデータですが、平成11年に15万人だった認知症の患者さんは、平成26年には68万人と、15年間の間に約4・5倍に増えています。高齢者の割合が増えたことを勘案しても、異常な増加です。

自閉症や注意欠陥多動性障害（ＡＤＨＤ）といった発達障害（脳の病気です）の子供たちはどうでしょうか？　厚労省が毎年発表する全国の公立小中学で通級（通常の学級に在籍しながら、個別的に特別な支援教育をうけられる制度）に通っている児童数の推移をみてみましょう。発達障害という言葉が出始めたのが平成18年です。児童数は省略しますが、平成28年と比較すると10年間で約7倍の増加です。脳の病気であるパーキンソン病も平成時代の22年間で約6倍に増加しています。脳の病気や腸の病気が、平成時代に激増しているのです。皆さん、おかしいと思いませんか？

ここで、私自身の事を少しお話ししておきます。平成14年、私はアルプスが2つ映える長野県駒ヶ根市で『まえやま内科胃腸科クリニック』を開業しました。３つのスローガン『思いやりの医療、良質でわかりやすい医療、健康を保つ医療』を実現するために、開業以来、毎月1回院内新聞「すずらん新聞」を発行し続けています。今年で18年目となりますが、令和元年11月には第２１１号を発行しました。健康に関するトピックスを中心に、私のマラソン・トライアスロン挑戦記、院内で行われた健康教室、私が主宰する男声４人の合唱ユニット『こもれびカルテット』の活躍、スタッフによるコラムなどを掲載してきました。「すずらん新聞」は患者さんとクリニックをつなぐ架け橋の役割をはたすとともに、ためになる健康情報の発信源として大きな役割を担っています。今では、多くの患者さんから「毎月楽しみだよ」「新聞に書いてあることを実行しているよ」「遠方の友人にコピーを送っているよ」「わかりやすく、ためになるよ」など嬉しい声をたくさんいただけるようになり、発行者として何よりの励みになっています。

健康に関するトピックス記事を書くにあたっては、書籍、新聞記事、インターネットからの情報、医療関係の講演会やセミナーからの情報を参考にしています。健康書籍の中には、医師の私が読んでも難しい内容のものもあり、私の医師としての知見も加えて、読者にわかりやすく、かみくだいて伝えるようにしてきました。

私には現在6歳になる自閉症の男児がいます。3歳になる前に診断されましたが、医師であってもショックを受け、将来に不安を感じました。親として少しでも子供を改善させたいという一心で、発達障害の書籍を読みあさり、講演会やセミナーにも積極的に参加して勉強しました。小児科専門医による診療、リハビリ、社会性を学ばせるソーシャル・スキル・トレーニングなどの取組みはもちろん大切です。ですが、それだけでは改善度合いが低いことが分かったのです。重要なのは、食事の改善と親の接し方なのです。我が子に食事の改善や賢いしつけ（主に家内が頑張ってくれていますが）を実行して手応えを感じていますので、自信を持って言えます。

平成時代に脳や腸の病気が増えたのは、実は現代の食事に原因があると確信しています。食事を改善して、さらに腸内環境を善くすれば、発達障害に限らず、認知症、炎症性腸疾患などさまざまな病気の改善や予防ができるのです。さらに、平成時代にゲーム機器、パソコン、スマホなどのメディア媒体が急速に普及し、これが虐待、いじめ、不登校、引きこもりなどの社会問題の主要な原因になっているのです。生活が便利になった平成時代に、私たちは多くの災いを背負い込んでしまいました。これらのことは、まだごく一部の人しか知りません。多くの方に知ってもらいたいと思い、院内新聞「すずらん新聞」を書籍化する決心をいたしました。

食事やメディア媒体の問題の他にも、認知症の予防法、癌で死なない方策、ミラーニューロンを活用した社会改革など、この本では有益な内容が満載されています。多くの皆さんに「目からウロコの健康情報」を知ってもらい、それを実行してもらえば、令和に生きるたくさんの日本人が健康になり、社会が善くなることを確信してやみません。

—目次—

第3章　メディア媒体が子供の脳を脅かす

第４章

第5章　腸内細菌叢《そう》が健康をつくる……102

第8章　人生100年計画大作戦

第9章　水メシくそ運動ケア

第10章　癌で死なないストラテジー

第1章　食が子供の脳をむしばむ

私は昭和37年に生まれ、長野県南信州の宮田村という片田舎で育ちました。幼少時代、テレビは白黒、小学校にあがった頃カラーテレビになった時は、大変感激したものです。小学校時代、ゲーム機器はなく、遊びは鬼ごっこ、かくれんぼ、缶蹴り、だるまさんが転んだ、ドッジボールなど、もっぱら外遊びでした。現代は、ゲーム機器、スマホゲームなど家の中で遊べるアイテムが豊富となり、子供たちが泥んこになって外遊びをする機会は少なくなっています。

食生活はどうでしょうか？　昭和の時代には近隣にコンビニ店はなく、小規模スーパーで食材を買って、家庭で料理するというのが当たり前の時代でした。今や人口7000人程の小さな宮田村に、コンビニ店は何と4件もあります。24時間営業で、食生活は大変便利となりましたが、これを歓迎するばかりで良いのでしょうか？

最近『給食で死ぬ!!』というかなり過激なタイトルの本を読む機会がありました。また、食の安全性に関するセミナーを受ける機会にも恵まれました。この章では、『食が子供の脳をむしばむ』というタイトルでお話しさせていただきます。

給食を変えたらいじめ・非行・暴力が消えた！

前述した本の副タイトルです。著者は大塚貢（みつぐ）氏、長野県生まれで信州大学卒業後、中学校教員、東京での会社員生活を経て、平成４年に真田町の中学校校長に着任しました。当時の様子ですが、中学校校舎内外に落ちているタバコの吸い殻を集めると、１～２時間でバケツ１杯分になったそうです。生徒は授業を抜け出し、外で群れてタバコを吸ったり、弱い者をいじめて現金を巻き上げたり……さらには学校外で空き巣をしたり、１人暮らしのお年寄りの家に行って脅したりする生徒もいて、ひどい状態でした（あの名将を生んだ真田家の町とは思えませんよね）。この校長がまず行ったのは授業の改革です。「先生方の授業を見せてもらったけれど、ひどいよ。あれでは給料泥棒だよ。」と檄《げき》を飛ばし、お互いの授業を見せ合って「分かる、できる、楽しい授業」を目指して、教師に切磋琢磨させました。教師側の努力で授業は改善し、非行や不登校も少なくなりましたが、大塚校長は他にも原因があると考えました。

さまざまな部活動の大会などに同伴して、大塚校長が気づいたことがありました。お昼にコンビニ弁当やカップラーメンを食べている生徒がいたということです。そこで競技大会の朝、5時から会場近くのコンビニ前で張り込んで様子をうかがいました。すると、親子が次々と車で乗りつけて、コンビニ弁当、カップラーメン、菓子パン、清涼飲料などを購入していました。このような生徒の多くが、おしなべて非行問題を起こしたり、いじめる側であったり、キレやすく、学習に無気力といった生徒だったのです。

そこで大塚校長は、食の現状調査を行いました。生徒の38%が朝食を摂らずに学校に来ていました。朝食を摂っていたとしても、菓子パン、ハム、ウインナー、化学薬品で味付けされたジュースなど……夕食にはレトルトカレーや焼き肉が多いという調査結果でした。コンビニ食品による食生活で栄養が偏り、野菜不足により必要なビタミンも摂取できていない、朝食を摂らない、これでは酸素や栄養分を最も必要とする脳は正常に働くはずがありません。

イライラし、無気力になり、非行に走ったり、勉強する気も湧かない……そこで、大塚校長はPTA会合を開いて、食の現状や食生活の重要性を説明しました。ところが、若いお母さん方、特に問題を起こしている子供の親御さんほど、まるで理解してもらえませんでした。

大塚校長『給食を変えるしかない！』と決心

このような状況の中で、大塚校長は一大決心をしました。「家庭で難しいなら、学校で食を変えるしかない」と。それまでの給食というと、子供も教師も好きな「菓子パン」「揚げパン」がありました。さらに主食は、中華麺、スパゲッティ、ソフト麺などで、ご飯は1週間に1度程度、副食は肉が主流という状態でした。これでは、家庭と学校の食事がほとんど同じです。そこで、主食はご飯にして、さらに副食は魚や野菜たっぷりのものに変えようとしました。

生徒の健康を憂慮していた栄養士のI先生が、給食の変革にさっそく取り組みました。魚臭いイワシの甘露煮を出した時には、保護者のみならず、教師からも猛反発にあったそうです。「校長、あなたが給食費を出してくれるなら好きにやってもらっていいが、給食費は私たちが出しているんだ！」「今度の校長は疫病神だ！」と。

そんなある時、栄養士のI先生が、32歳の若さで心筋梗塞で亡くなった人の心臓の生体写真を借りてきて、教師と保護者、さらに子供たちに見せました。動脈にコレステロールが付着し、まるで石膏のようでした。心臓の周りにもたくさんの脂肪が付着しているのが分かりました。大塚校長は、「若くして死にたいなら、今までのような食事にしとけ！」と言い放ちました。この出来事から、食の改善に理解を示す教師、生徒が増えていきました。そして、大塚校長は、1週間の5食すべてを米飯に切り替える決断をしました。

給食を変えたら子供たちが本を読みだした！

少しずつ、やがてはっきりと変化が見えてきました。まずは「読書の習慣」です。校内が荒れている時には、子供はとうてい本を読む気にはなりません。ところが、給食内容を変えてしばらくした頃、休み時間になると、子供たちがみな図書室に行って、本を読むようになったのです。図書室にある120の椅子が瞬く間に生徒で一杯になり、椅子が満席になると、床に腰を下ろして読んだり、廊下に出ても読む、という感動的な光景でした。図書館司書の先生の努力もあったのですが、給食の変革がもたらした成果でした。読売新聞社の「全国小中学校作文コンクール」でも、特に何の指導もしていないのに、毎年のように全国で1位、2位に入選するようになりました。

大塚先生は校長を退任後、教育長として生徒に花作りをさせたり、無農薬、低農薬の素材を使った給食を実現させ、非行ゼロを実現させています。

皆さん、給食を変えただけでまさかと思うかもしれません。この本を読んで、今から40年前の私の中学校時代を思い出しました。私が宮田中学校に入学してすぐに、新校舎が完成しました。そこでは、隣接した厨房で作られたばかりの温かい給食を、全学年が一同に会して食すというスタイルとなり、主食が米食という長野県初の試みがなされました。当時は中高校生の非行が社会問題化してきた時代でした。近隣の中学でも非行による事件が聞こえてきましたが、宮田中学校では非行問題は全くありませんでした。米食が脳を健全化していたのかなと感じています。

コンビニ食が腐りにくいのはなぜか？

真田中学校で非行問題を起こしていた生徒の家庭ほど、コンビニ食に偏っていたお話をしました。コンビニ店は、24時間営業であちこちにお店があって、私たちの生活になくてはならないものになっています。皆さん、コンビニ食による食中毒事件の報道って、記憶がないでしょう。なぜだか分かりますか？

国の食品基準により、お店で売っている食品は36℃の環境下で2日間（48時間）腐らないように加工する義務付けが行われています。家庭で作った食品で、丸1日経過したものは食べませんよね。コンビニのお弁当やおにぎりは、次亜塩素酸を混入して、2日間経過しても腐らないような加工がしてあります。ところが、次亜塩素酸の表示義務がないために、皆さんはそれを知らないのです。

次亜塩素酸は、消毒用の「キッチンハイター」の主要成分で、細菌やウイルスを死滅させるものです。プールや水道水にも使われるカルキが次亜塩素酸です。水道水に使われる次亜塩素酸はごく微量ですが、健康を考える方は、水道水を沸騰させてカルキを飛ばして飲料水として飲む方もいますよね。

実際のコンビニ弁当やおにぎりには、念入りに50℃の環境下で3日間（72時間）食品が腐らないようにするため、多量の次亜塩素酸が混入されています。次亜塩素酸は殺菌作用があるため、腸内の善玉菌が少なくなって腸内環境を悪くします。コンビニ食を作っている従業員は、この事実を知っていますから、コンビニ食は絶対に食べないそうです。

これに関連して、回転ずしのお話もします。回転ずしでの食中毒事件の報道も聞かれませんよね。やはり、次亜塩素酸が混入されているからです。こもれびカルテット（私が主宰する男声４人のカルテット）のメンバーであるI君が、以前こんな話をしました。「A寿司はまだいいけれど、B寿司の寿司はかなりカルキ（次亜塩素酸）の味がして、やばいですよ」と。味に敏感な人には、回転ずしの寿司が体に良くないことが分かるんですね。子供が喜ぶので、回転ずしをよく利用している私には分かりませんが……。

家庭で作った食事がやはり一番安全なんです。「キッチンハイター」の混入した食品を、誰も好んで食べませんよね。特に脳が発達段階にあるお子さんには、腐らないような食品を与えず、腐る食品（次亜塩素酸の入っていない）を与えるべきです。もちろん、腐る前に食べないといけませんが。マスコミでは、こういった事実を国民に知らせる報道はしません。なぜなら食品業界にとって、生きるか死ぬかの企業存続に関わるデリケートな問題だからです。国も食品衛生管理上、食中毒を予防する観点で、食品に毒物を入れることを容認しているわけです。

一方で近年は、コンビニ業界や各メーカーで「保存料、合成着色料ゼロ」の動きが見られてきています。リン酸塩不使用、無添加にこだわった商品も増えました。日本全体が食の安全に感心を抱き、過去の食生活を危惧し、変わる必要性を感じているのだと思います。この動きが、もっと加速し、安全・安心の食卓を囲める社会になる事を願うばかりです。

できるだけパン食を控えましょう！

真田中学校の給食の改善での大きなポイントは、パン食を止めて、完全な米飯に切り替えたことです。お分かりになると思います。パンは健康に良くない食品なのです。第6章『グルテン過剰摂取警報』で取り上げますが、小麦に含まれているグルテンという物質（粘着力があって、食べ物をふわりとさせる成分）が、さまざまな病気の原因になっているのです。特に脳の働きに異常を来す病気、注意欠陥多動性障害・自閉症など子供たちの発達障害、うつ病、アルツハイマー型認知症、筋委縮性側索硬化症、パーキンソン病、統合失調症、てんかんなどです。欧米では、自閉症の子供たちにグルテン除去の食事を指導し、症状の改善をはかることが、もはや常識になっています。日本はあまりに遅れています。

小麦から作られる食品は、たくさんありますよね。パンだけでなく、パスタ、うどん、ラーメン、そうめん、お好み焼き、タコ焼きなどで小麦は使われます。グルテン過敏症が明らかな方は、小麦の完全除去が必要ですが、そうでない方は取りあえずパンを止めるのが良いと思います。パンはグルテンの多い強力粉が使われている上に、さまざまな食品添加物が含まれているからです。麺類は塩以外の食品添加物が少なく、お好み焼きやタコ焼きも具以外はほぼ小麦（グルテンがやや少ない中力粉）です。健康のために止めるべきパンとは、食パン（サンドイッチも含む）、ロールパン、コッペパン、フランスパン、ピザ、ナン、ホットケーキなどです。砂糖がたくさん使われている、菓子パン、スナックパン、ケーキ、クッキーも、当然止めるべき食品です。女性の方、子供たちには気の毒ですが……こんなことを以前から話している私の家庭でも、パンは食卓に出てきます。私の場合、家庭円満のために、パンは少し食べて残すようにしています、ハイ。

牛乳は決して健康食品ではない！

牛乳中に多く含まれる乳蛋白質カゼインはカルシウムと結合し、腸内に窒素残留物として残ります。この窒素残留物が吸収されて血液中に移行すると、血液が酸性化します。血液を弱アルカリ性に戻すために、体は血液中のカルシウムを増やそうとし、骨からカルシウムが溶け出します。これを「脱灰現象」と呼び、牛乳を飲むとかえって骨はもろくなるのです。牛乳消費量が日本の約4倍のノルウェーでは、骨粗鬆症の罹患率は日本の約5倍です。ノルウェーでは日照時間が少ないことも影響しているかもしれません。しかし、牛乳消費量が日本の約2・5倍のアメリカでも、骨粗鬆症の罹患率は日本の約2倍であり、牛乳摂取が多い程、骨がもろくなることを示唆しています。さらに、牛乳に含まれているホルモン（牛の赤ちゃんを育てる成長ホルモンや牛の女性ホルモン）が前立腺癌の発症を増やすことが科学的に証明されています。

平成29年9月に発刊された『パンと牛乳は今すぐやめなさい！』（内山葉子著　マキノ出版）を読み、牛乳が体に良くないことを再認識しました。著者は内科医師である内山葉子氏で、徹底した文献検索、自らの臨床経験から本のタイトルのように提言しています。消化器専門医である私も、潰瘍性大腸炎やクローン病の患者に食事指導をする際、辛い物、油っぽい物、コーヒー、アルコールなどの刺激食品の他に、牛乳摂取を止めるように指導します。内山氏は、消化器疾患ばかりでなく、自閉症などの発達障害、自律神経失調症、うつ病、肥満、花粉症などの患者に、少なくとも3週間は牛乳とパンを止めさせることで、数多くの改善例を経験したと述べています。この本の内容をざっくり紹介します。

まず、牛乳に含まれているホルモンが前立腺癌ばかりでなく、乳癌の発症リスクを高めるというデータが出てきています。「母乳は白い血液」といわれるほど、血液の状態を反映しています。牛乳は、まさに牛の血液です。ところが、乳牛には遺伝子組み換えのホルモンが打たれ、飼料にも遺伝子組み換え穀物が使われ、さらに、乳腺炎の予防のために抗生剤が与えられています。このように多くの異物が与えられている不自然な牛から取れる牛乳が、人間の体にいいと思えますか？

遺伝子組み換え食品に関しては、議論が多いところです。国や企業側は安全と宣言しています。現実には、遺伝子組み換え食品の割合が非常に高い米国では、遺伝子組み換え食品の出現と共に、癌、白血病、アレルギー、自閉症などの病気が急増しています。その弊害が科学的にまだ証明されていないとはいえ、私たちとしては避けるに越したことはないでしょう。

牛乳に含まれる乳蛋白質の約80％を占める「カゼイン」は、アルファ型、ベータ型、カッパ型の3種類があります。人間の母乳に含まれるのはベータ型ですが、牛乳に含まれるのはほとんどがアルファ型です。ですから、牛乳に含まれるアルファ型カゼインは人間の体内では消化されず、うまく吸収できないのです。牛乳を飲むと下痢になる人が多いのはこのためです。便秘の改善のために牛乳を飲む人がよくいますが、これは吸収障害を利用しているもので健康的な方法ではありません。アルファ型カゼインを頻繁に摂取すると、小腸に未消化物がたまって腸壁に炎症が起こり、さらに、消化できないアルファ型カゼインは体内でアレルゲン（アレルギーの原因物質）と認識されるため、遅延型アレルギーの原因になります。蕁麻疹、喘息、花粉症などは原因物質の摂取後すぐに症状が出現する即時型アレルギーですが、遅延型アレルギーは数時間、数日後に症状が出ます。小麦に含まれているグルテンと同様、カゼインは遅延型アレルギーによって、さまざまな病気の原因になりうるのです。海外では、発達障害のある子供にはグルテンを含む小麦、カゼインを含む牛乳を除去する食事療法が積極的に行われています。

牛乳の健康神話はどうやって作られたのか？

昭和41年、アメリカの小児科医スポック博士が著した育児書が日本で出版されました。世界43ヵ国語に翻訳され、総売り上げが５０００万部という世界的な大ベストセラー本でした。その本には、「生後3ヵ月での母乳からの断乳」「子供には牛乳や乳製品を積極的にとらせる」などの指導内容が書かれていました。日本でもこの内容が栄養士に教育され、母子手帳もこれを基盤に作られたため、常識化したのです。第1版が出版されて40年以上経過した昭和63年、スポック博士は第7版の改訂をしました。その改訂版では、第6版まで「とるべき」としていた牛乳・乳製品を「とるべきではない」として、菜食を推奨する内容になったのです。ところが、この第7版は日本では出版されず、その訂正内容は広く知られないまま、今日に至っています。皆さん、どう思われますか？　混乱をきたしたくないという国家的な圧力があったのではないでしょうか？

朝食をパンと牛乳にしているご家庭も多いかもしれません。小さなお子さんのいるご家庭では、ぜひとも朝食はご飯を主食にしてもらいたいものです。将来、アルツハイマー型認知症、うつ病といった脳の病気を予防する意味でも、パンと牛乳は止めるべき食材だと思います。学校給食では、依然としてパンと牛乳が出されています。さまざまな抵抗は予想されますが、給食でのパンと牛乳を止めさせる啓蒙活動に取り組んでいきたいと考えています。

やめるのは牛乳だけか、乳製品もダメなのか？

すずらん新聞を読んで、何人かの方から「乳製品もダメですか？」という質問を受けました。牛乳には、人間の体では消化されにくいカゼインが多量に含まれていること、乳牛に遺伝子組み換え成長ホルモンや抗生物質が多量に投与されていること、エサに遺伝子組み換え穀物が使われていることなどを考えれば、完全に止めるべき食品です。一方、乳製品はどうでしょうか？　代表的な乳製品としては、ヨーグルト、チーズ、バターがあります。ヨーグルトとチーズは発酵食品で、カゼインはかなり分解され、牛乳よりも消化が良くなっていますので、大丈夫です。また、ヨーグルトやチーズには乳酸菌が含まれていますので、腸内の善玉菌を増やすという健康効果があります。ただし、ヨーグルト摂取でお腹の調子が悪くなる方もいますので、そういう方にお勧めの発酵食品は納豆です。チーズですが、プロセスチーズは加工品ですのでなるべく控えて、ナチュラルチーズを選びましょう。バターはほとんどが脂質で、カゼインは極めて少ないので大丈夫です。

粉ミルクに関しては、どうでしょうか？　授乳期の粉ミルクは赤ちゃんにとってとても大切な栄養のひとつです。一般的には2歳くらいまでに離乳しますので、この時期の粉ミルクにはあまり神経質にならず、その後何十年も牛乳を飲み続ける弊害の大きさを考え、離乳後は家庭内では牛乳摂取を止めるというのが現実的対応と思います。

パンはなぜ止められないのか？

新聞を読んで、「でも、パンってむしょうに食べたくなるんだよね～」という方が何人かいました。実は、パンを食べると体内で「モルヒネ」と似た物質が作られるんです。グルテンが分解される途中でできる「エキソルフィン」という物質です。モルヒネには強い鎮痛作用があるのと同時に、強い依存性があることは皆さんご存知でしょう。モルヒネと同様の物質エキソルフィンが脳内に作用して「幸せ感」をもたらし、さらに繰り返して食べたくなる中毒症状が引き起こされ、食欲も増進させるので、さらにパンを食べ続けてしまうのです。実は、牛乳のカゼインが分解される過程においても、このエキソルフィンが作られています。朝食をパンと牛乳にすると習慣化してしまうのも、この辺に原因があるのかもしれませんね。

トランス脂肪酸の多い食品はひかえよう！

「油脂」「あぶら」「脂肪」などと呼ばれる脂質は、私たちの体に必須の栄養素です。食事で脂質をとると、脂肪酸とグリセリンに分解されて使われます。特に、細胞膜の成分として重要なのが脂肪酸です。人体にとって不自然な構造を持っていて、異物と認識される脂肪酸、それが「トランス脂肪酸」です。市販のパンやお菓子によく使われているショートニングやマーガリンは、液体の植物油が常温で半固形になるように、水素を添加して作った油です。トランス脂肪酸はこれらに多量に含まれています。マヨネーズ、コーヒーに入れるミルク、インスタント食品、レトルト食品、ファストフード、冷凍食品にも多く含まれています。

脂肪酸は全身の「細胞膜」の原材料です。細胞膜は細胞１つ１つを包む膜で、ヒトの全身の細胞は全て細胞膜で覆われています。トランス脂肪酸は別名「狂った油」とも呼ばれており、この不自然な構造の油が、細胞膜の原材料に使われてしまうと、その細胞は本来の機能に支障を来すと考えられています。トランス脂肪酸が脳の細胞に取り込まれると、脳の神経伝達物質がうまく伝わらず、うつ状態に陥りやすくなるだけでなく、細胞どうしの連絡が滞《とどこお》るため、あらゆる病気にかかりやすくなります。癌、動脈硬化、不妊、聴覚障害、免疫障害、糖尿病、心臓病など、さまざまな障害に関与します。トランス脂肪酸を過剰に摂取している人は、攻撃的な性格や、うつ病になりやすいという報告もあります。

トランス脂肪酸は、欧米では２０００年代前半から使用が規制されています。２００７年には、ニューヨークのマクドナルドでショートニングの使用が禁止になり、アメリカ全土で表示の義務化や使用禁止の動きがみられています。日本ではトランス脂肪酸の摂取量が、ＷＨＯ勧告の１％未満をクリアしているという理由で、規制は全く行われていません。ですが、健康被害が明らかなトランス脂肪酸の摂取は、できるだけひかえた方が得策です。

前述の食品の他に、自然の油も加熱処理するとトランス脂肪酸が発生します。植物油に多く含まれるリノール酸も、加熱で酸化しやすくトランス脂肪酸が発生しやすい油です。植物油というと体に良いような印象を受けますが、コーン油、ベニバナ油、ごま油、グレープシード油、ひまわり油などはリノール酸をたくさん含んでいます。米油、亜麻仁油、えごま油、しそ油、ココナッツオイルなどの油が安全です。いい油でも、高温で長時間加熱するとトランス脂肪酸が作られます。できるだけ質のいい新鮮な油を生でとるようにして、揚げ物はひかえめにしましょう。油ものを電子レンジでマイクロ波加熱することも、トランス脂肪酸を多量に発生させますので、注意が必要です。

大型魚の摂取はひかえよう！

平成28年の11月、東北大チームの免疫調査の結果が発表されました。マグロやカジキなどメチル水銀を比較的多く含む魚介類を妊婦が食べ過ぎると、生まれた子の運動機能や知能の発達に悪影響が出るリスクが増すことがわかりました。メチル水銀は水俣病の原因物質ですが、自然界にも存在しています。メチル水銀は、一般的な食用に問題のない低濃度の汚染でも、胎児の発達に影響する可能性があることが日本人対象の調査で初めて明らかになりました。

水銀を多く含んでいる魚は、マグロ、カツオ、スズキ、カジキ、キンメダイなどの大型魚です。水銀の毒性で一番恐ろしいのは、神経細胞の正常な発達を妨げることにあります。現在、爆発的に増加している子供たちの自閉症、注意欠陥多動性障害といった病気との関連も疑われています。子供たちには、大型魚をできるだけ摂取させない配慮が必要だと思います。

アマルガムの問題

歯科治療で歯の詰め物として使われる「アマルガム」、皆さんはあまりご存じないかもしれません。実は、平成28年４月までこのアマルガムが保険適用の歯の充填物として使われていました。アマルガムには無機水銀が約50%含まれていて、体温で口腔内に容易に気化・蒸発します。ドリルで安易に削ると、水銀が蒸気となって拡散し、患者は基準値の何千倍もの濃度の水銀蒸気にさらされることになります。当然、治療に当たる歯科医も水銀蒸気を吸い込むことになります。昔の歯医者さんは、手袋をせず歯科治療をしていましたから、アマルガムから多くの水銀を体内に取り込んでいた可能性があります。平成28年4月からアマルガムは保険適用から撤廃されましたが、皆さんの歯に残っている方も多いかもしれません。

現在の歯科治療ではアマルガム以外の金属類の詰め物もひかえて、できるだけセラミックにしているようです。ただし、セラミックは金属に比べると柔らかいため、耐久性に問題があるようです。ですが、健康のことを考えれば、歯科の詰め物にはセラミックを選択すべきと思います。アマルガムが歯に残っていて、セラミックに切り替えたいと考える方も多いかもしれませんが、一つ注意がありま す。先ほどお話しした通り、アマルガムをドリルで削ると水銀蒸気が発生します。理解のある歯科医は、アマルガムを除去する際、自身は防毒マスク・完全防護衣の上で、室外排気の環境下で治療をし、ドリルで削る際には、患者に息止めをさせるなどの配慮をしているようです。安易なアマルガムの除去をされると、かえって健康被害を招く恐れがあります。ご注意下さい。

この章では、「食が子供の脳をむしばむ」と題してお話ししました。子供の脳は10歳くらいまで成長しますが、それまでの脳の発達具合で、その子の人生は決まっていきます。現代において、食の環境は大変便利になりました。一方、体には良くない、毒といってもいいような食品がちまたにあふれています。大人の無理解で、食事によって子供が被害を受けることがないように、口から摂るものに細心の注意が必要ではないでしょうか。

（すずらん新聞第１８６～１８８号　２０１７年９～11月発行）

第2章　ミネラル慢性不足社会

五大栄養素は、炭水化物、タンパク質、脂質、ビタミン、ミネラルです。五大栄養素の一つミネラルは、カルシウム、鉄、亜鉛、マグネシウム、カリウムなど118種類の元素のうち、水素、炭素、窒素、酸素を除いた114種類の元素のことをいいます。この章では、『ミネラル慢性不足社会』と題してお話しします。

アスペルガー症候群「こうちゃん」小2男児

アスペルガー症候群とは発達障害のうち自閉症に属する障害で、今は使われなくなった病名です。相手の状況や気持ちを読み取るのが苦手で、こだわりが強く、予定の変更に強い不安を抱く、動作がぎこちない、不器用といった特徴をもっています。こうちゃんは6歳の時にアスペルガー症候群と診断されました。

「いやだあー、教室に入りたくない」と泣き叫ぶこうちゃんをおんぶして母親が教室に送り届ける中、「また、こうちゃんだ～」という周囲の目線。「もう2年生なのに、泣きたいのは私の方よ」母親は一時も気が休まることはなく、日々追い詰められていました。小2の一学期6月、こうちゃんによって描かれた絵が右の図です。「見えねーよ」の文字とともに、一度描いた絵を上からなぐり描きのような線で塗りつぶしています。二学期に入って、運動会の練習が始まりました。アスペルガー症候群では、集団行動の苦手さのほかに聴覚過敏があります。ピストルの音、運動場いっぱいに響くマイクや拡声器の音は、こうちゃんにとって耐えがたいものでした。「踊れないから、イヤだ。こわい。」運動会の練習のある日には、配膳の済んだ給食のお盆をぶちまけてしまうほどの荒れよう

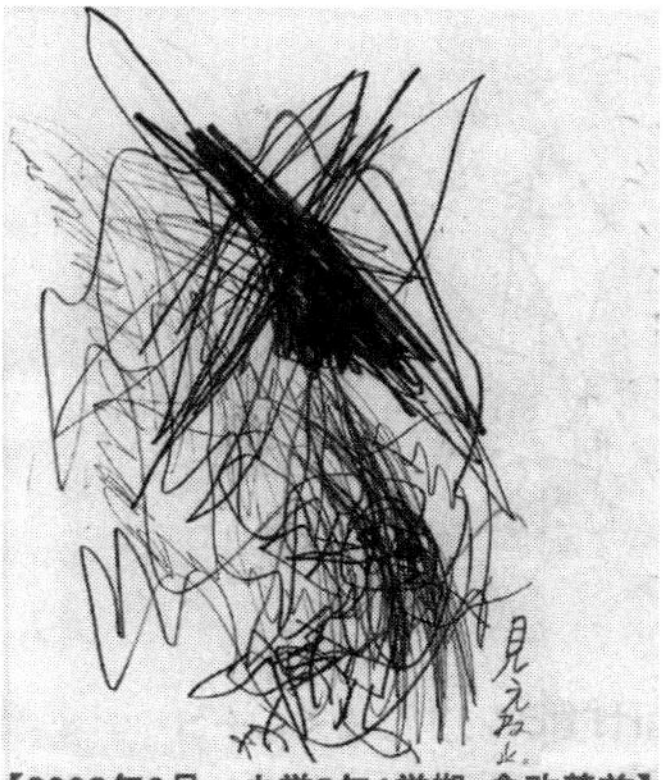

【2008年6月ー小学2年1学期・食改善前】

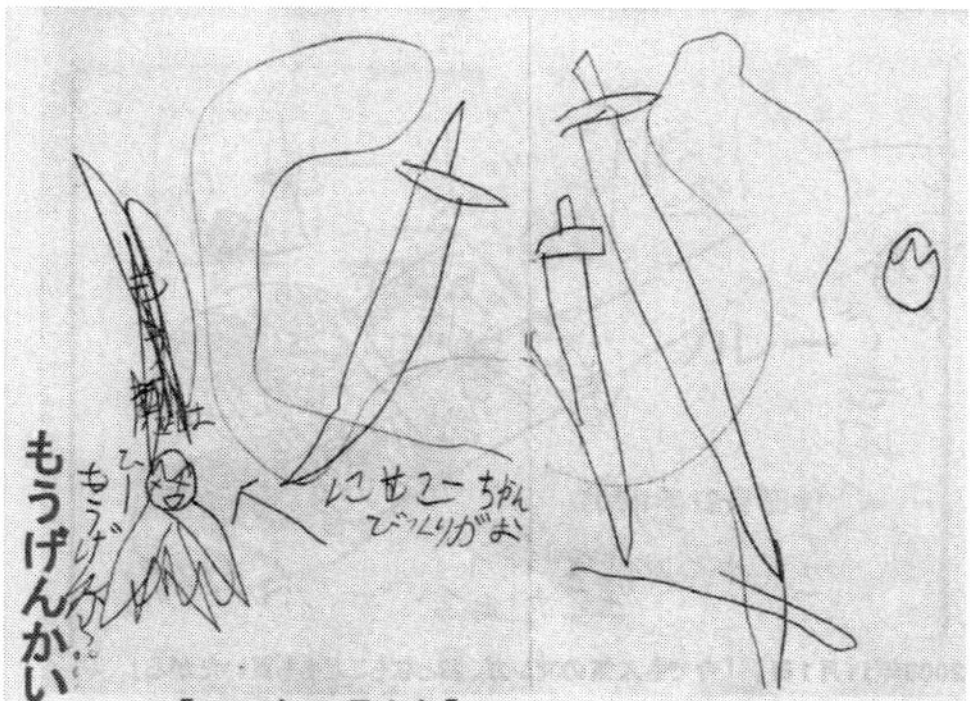

【2008年10月上旬】

でした。そんな時期の9月下旬に描かれた絵が前ページの図です。両目が×印の「にせこうちゃん」。その横には「ひーもうげんかい（限界）」の文字があります。

こうちゃん、天然ダシとの出合い

アスペルガー症候群の子は、極度の偏食に陥ることも少なくありません。偏食は「わがまま」と片付けられがちですが、アスペルガー症候群では感覚の過敏性による味覚のアンバランスがあり、本人の意思ではどうにもならない要素が含まれています。こうちゃんの基本メニューは、朝はポテトチップスかウインナー、昼の給食はほとんど残し、夜はカップラーメンにチキンナゲットというものでした。

こうちゃんの伯母が「食品と暮らしの安全基金」というNPO法人に勤務している国光美佳氏（この記事の著者）と知り合いということもあって、こうちゃんは「ミネラル補給モニター調査」に参加することになりました。２００８年10月「天然ダシ」（煮干し、あご、昆布で作る38種類のミネラルを含むダシ）を朝食のウインナーに少量ふりかけたり、カップラーメンに小さじ一杯を加えるなど、日頃の食生活を変えずに始められました。偏食が強いこうちゃんが、天然ダシを受け入れてくれるか不安でしたが､ダシ入りのぶどうジュース､ダシをかけたオムレツやウインナーを「おいしい」と言って摂取してくれて、母親も国光氏も胸をなでおろしたそうです。

天然ダシ摂取後のこうちゃんの変化

天然ダシを摂取し始めると、「あっ、パニックになる……」と家族が身構えた瞬間に、「こうすれば大丈夫だよね」と自分を納得させ、気持ちを落ち着かせるようになり、その後パニックの頻度はぐんぐんと減っていきました。6日目には自分から進んで自宅で鍵盤ハーモニカの練習に取り組みました。11月に開催された音楽会では、学校行事への参加が苦手だったこうちゃんが、鍵盤ハーモニカを落ち着いて披露することができました。

8日目に、こうちゃんは父親に「マナーブック」をプレゼント。「寝る前にお菓子を食べないようにしましょう」「冷たいものをたくさん飲むのはやめましょう」などA4用紙8枚に絵本形態で書かれた初めての作品でした。同じ日には、こうちゃんは母親に「お手伝いカード」をプレゼント。「お母さんをよろこばすことができましたか」「めいわくにならなくできましたか」などの項目を自分で設定。項目ごとに自身で「◎、○、△」の評価をつける欄と、母親の捺印を求める欄も用意されていました。母親は「お手伝いカード」をみて、「この子は自分が暴れている時、迷惑をかけていると感じていたのかしら……わかっていながら、どうにもならなかったのかもしれない」と、これまで感じたことのない、こうちゃんの内面に触れることになりました。他者を喜ばせたい、迷惑をかけたくない、そんなこうちゃんの内面が表れた最初の出来事になりました。

こうちゃん、生まれ変わった自分を表現

今回のこのお話は、小若順一・国光美佳著『食べなきゃ、危険！　食卓はミネラル不足』から紹介しています。国光氏は、色彩心理インストラクターの資格を持っていて、こうちゃんの母親に「もっとこう描いたら」「これを描きなさい」といった指導や指示を一切しないようにお願いしています。そうして描かれた子供の絵には、心身の変化がありのままに反映されやすいといわれています。

　ダシ摂取13日目に描かれた絵が下の図です。「ある日、ビームをあびて、こうすけは生まれかわりました」と書かれた文字。「ち（血）のかたまり」という文字が三カ所に書かれていますが、血のかたまり、すなわち今までの自分を脱ぎ捨てることで、新しい自分に生まれ変わった、と読み取れます。さらに、この絵の裏（次ページの図）には、こうちゃんが描いたマンガが書かれています。「今でもにんきのマンガ　こーちゃんげきじょう　おとなもこどもも

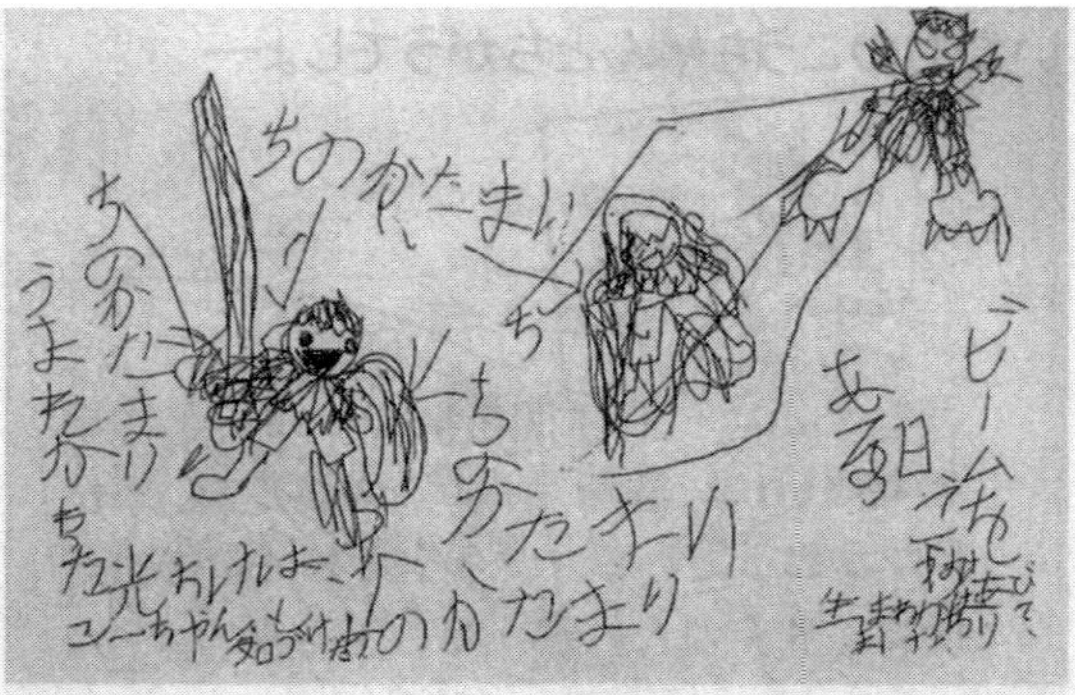

ビームをあびて、こうすけは生まれかわりました。

【2008年11月1日ー食の見直し・13日目】

かいたがる（買いたがる）」と、自分の描いたマンガが積み上げられ、人々が買う場面が表現されています。過去の自分、生まれ変わった現在の自分、そして将来の夢までが紙の表裏に同時に書かれています。

こうちゃんのその後……

こうちゃんの変化を箇条書きで紹介します。

★ダシ摂取２週間目。給食で出される海藻や生野菜を自分から食べてみようと試み、その食感や味を「おいしかった」と受け入れた。週２～３回通っていたマクドナルドに行きたがらなくなり、大好きだったカップラーメンも欲しがらなくなった。

★ダシ摂取１ヶ月後。カップラーメンにチキンナゲットといった「こうちゃん特別メニュー」を卒業し、両親や姉と同じ食事を残さずおいしく食べれるようになった。

★ダシ摂取１～３ヶ月後。学校の先生からは「表情が穏

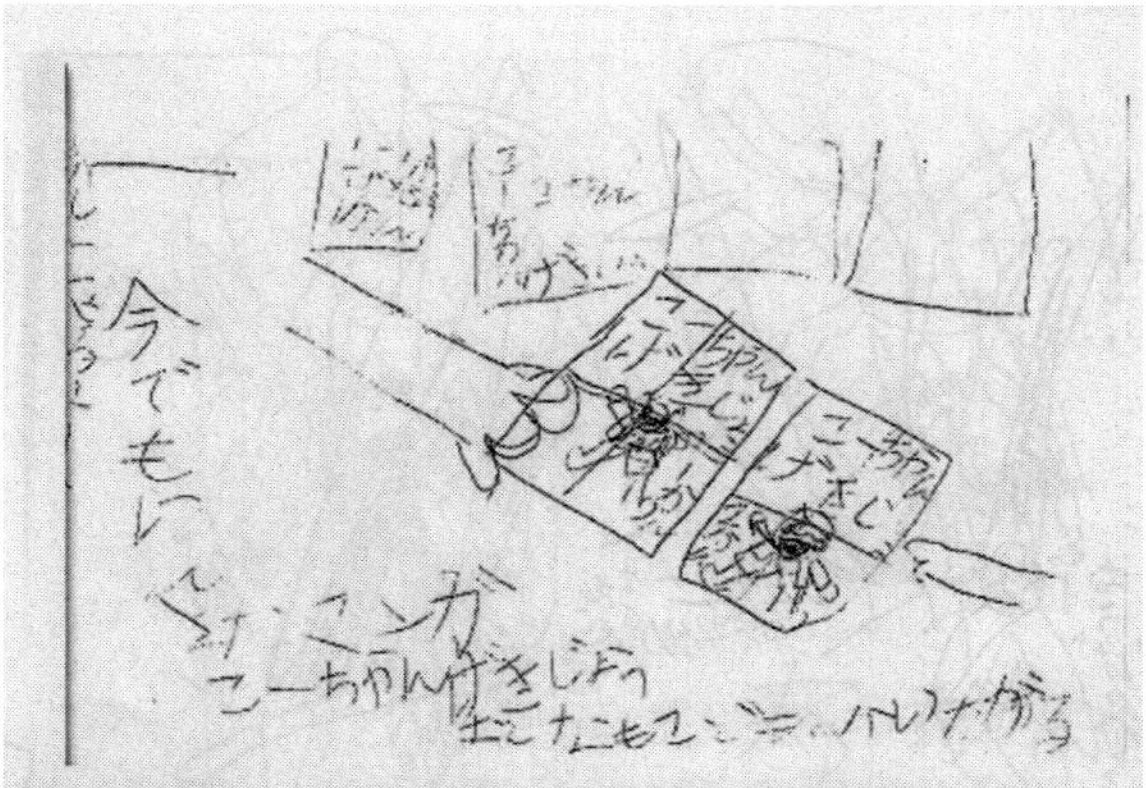

【2008年11月１日】「今でも人気のマンガ、おとなもこどもも買いたがる」

やかになり、目立つ行動がなくなった」と言われ、クラスメートから「こうちゃんって、こんなにおもしろい子だっけ？」と言われるようになった。

★ダシ摂取3ヶ月後。工作の時間、真っ先に課題を終えたこうちゃんがクラスメートみんなの席をまわって、工作で出たゴミを拾い始めた。先生からも友達からも、大きな拍手が起こった。数日後、母親と一緒にお風呂に入りながら、「こうちゃん、いままでクラスのみんなにいっぱいお世話になったから」と。母親は「荒れていた当時、クラスのみんなに迷惑をかけているという自覚がこの子にはあったのね。どうにもならない状況の中、どんなにつらかったか。それが、いまは集団の一員として、みんなへの感謝を行動に表せるようになったなんて……」と胸を詰まらせた。

皆さん、ミネラル補給でこれだけ改善するお話は信じがたいかもしれませんね。「食品と暮らしの安全基金」で行ったミネラル補給による改善例は、2017年11月までで子供42名、大人38名あるそうです。

食生活が便利になった分、私たちは慢性的なミネラル不足に陥り、さらに体に有害な物質をたくさん摂り過ぎています。現代の食事がさまざまな病気の原因になっていると感じます。発達障害の子供たちは、自分ではどうにもならない状況の中で苦しんでいます。食事の改善指導も含めて、さまざまなアプローチをしながら、発達障害の子供たち、その親御さんたちの笑顔が増えるような取組みをしていきたいと思います。

ミネラルはオーケストラの指揮者！

ミネラルには、カルシウム、鉄、亜鉛、マグネシウム、銅などの主要ミネラルを合わせて、全部で114種類もあります。体内でこれらのミネラルがどのように働いているかを研究する学問を分子整合栄養学といいますが、まだまだ体内での働きが解明されていないミネラルも多いようです。

体内では必要な物質を作ったり、分解したりするために三千種類以上の酵素があります。ミネラルはこれらの酵素がうまく働くための調整役になっています。また、五大栄養素の一つであるビタミンの働きも調整しています。ミネラルを十分摂取できていれば、体内の酵素やビタミンが正常に働き、神経伝達ホルモン、筋肉、血液などがしっかり作られ、各組織や神経の働きが円滑になり、体調は良くなり心も安定するというわけです。その他ミネラルは、免疫機能、消化機能、ホルモン調整、抗酸化作用、エネルギー蓄積、毒素の排泄分解などさまざまな調整を行っています。まさにオーケストラの指揮者であり、的確な指揮が行われないと、演奏者（体の各組織）はいい音色を奏でることができない、つまり体や心の不調をきたすことになります。

ミネラルが不足すると……

ミネラルが不足するとさまざまな症状が起こりますが、それを左の表に示しました。多くのミネラルが、体の成長や脳の正常な働きに関わっていることがわかります。紹介したこうちゃんは、アスペルガー症候群に特有の極端な偏食から、各種のミネラルが不足し、脳が正常に働かなかったといえます。天然ダシの摂取で劇的に改善したのは奇跡でも何でもなく、当たり前のことだったのです。

コンビニ弁当のミネラルの実態は？

まず「推定平均必要量」について説明します。推定平均必要量とは、特定の栄養素をこのレベルで1ヶ月続けた場合に「健康障害が生じる確率」が50％の量を指します。つまり、推定平均必要量に達していても、1ヶ月このレベルを続けると、半数の人が病気になってしまうことになります。推定

主要ミネラル・必須微量ミネラルの不足で起こる症状

カルシウム	骨・歯が弱くなる、骨粗鬆症、成長傷害、神経過敏 腸内神経の異常、肩こり・腰痛、筋肉の痙攣
鉄	貧血、易疲労性、健忘、頭痛、動悸、食欲不振 爪の変形、乳児の発育不良
亜鉛	味覚・臭覚障害、舌炎、口唇炎、口角炎、食欲不振 精神状況の変化、成長障害、精子減少、性機能低下 夜盲症、アトピー性皮膚炎、貧血、褥瘡
マグネシウム	神経過敏、精神障害、うつ病、動悸、不整脈 循環器障害、便秘症
銅	成長障害、毛髪異常、骨折、貧血
マンガン	成長障害、運動失調、骨格異常、性機能低下
ヨウ素	甲状腺肥大、肥満傾向、易疲労性、成長障害
バナジウム	糖尿病、成長障害、食道癌
クロム	糖尿病、脂質異常症
セレン	筋萎縮症、肝臓壊死、心臓疾患
コバルト	悪性貧血
リチウム	躁うつ病

平均必要量に達していてもまだ不足しているといえます。

1人暮らしで、1日の食事すべてをコンビニで買って済ませる若者は少なくありません。例えば、20代男性が食べているカロリーに相当するセブンイレブン豪華メニューを考えてみます。朝食は「バタースコッチパン」、「コーンポタージュ」と「リンゴヨーグルト」、昼食は「幕の内弁当」「フレッシュ野菜サラダ」「ヤクルト」「緑茶」、夕食に「唐揚げ弁当」「氷結」「ポテトサラダ」「お新香」かなり豪華です。さて、主要ミネラルはどれだけになるのでしょうか。左の図に示します。3食の摂取カロリーは2655キロカロリーになりますが、主要ミネラルのうち5つすべてが不足しているのです。その他のコンビニ弁当はどれも同様で、ミネラルが非常に少ない結果となっています。

冷凍食品やレトルト食品のミネラルは？

大きな冷蔵庫に冷凍食品を詰め込んでおいて、好きな物を好きな時間に取り出し電子レンジで温め、個々に食べるといった家族も増えています。冷凍食品をよく食べる女子大生を想定にした1日3食のメニュー（次ページ右図）ではど

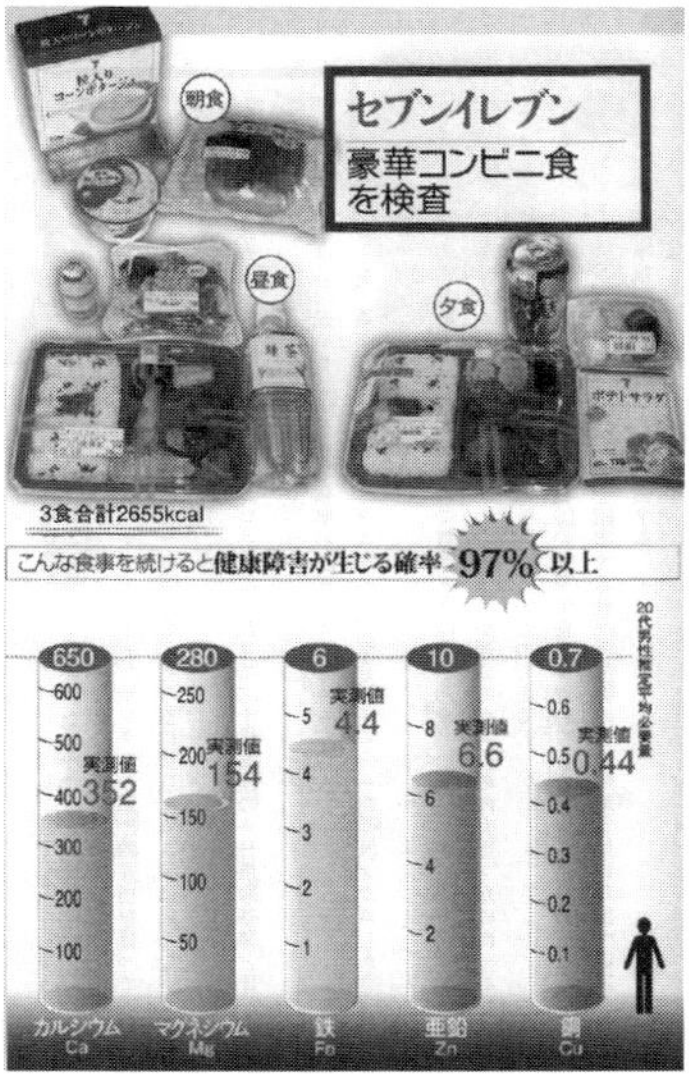

うでしょうか？　４つのミネラルが推定平均必要量を下回っています。

自宅で食べる食事でもレトルト食品が多いという家庭も増えています。子供が好みそうな1日3食のレトルト食品メニュー（下左図）ではどうでしょうか？　４つのミネラルが8～9歳女児の基準以下という結果になっています。

小岩順一・国光美佳著『新型栄養失調』からデータを紹介していますが、この本ではこの他に28の有名食品のミネラル実測値を提示しています。面白いのは厚生労働省食品食堂の定食まで測定していて、見た目には各種ビタミン・ミネラルたっぷりの定食で、さすが食事指導をしているお役所、「あっぱれ！」と言いたいところですが、実際には銅以外の４つの

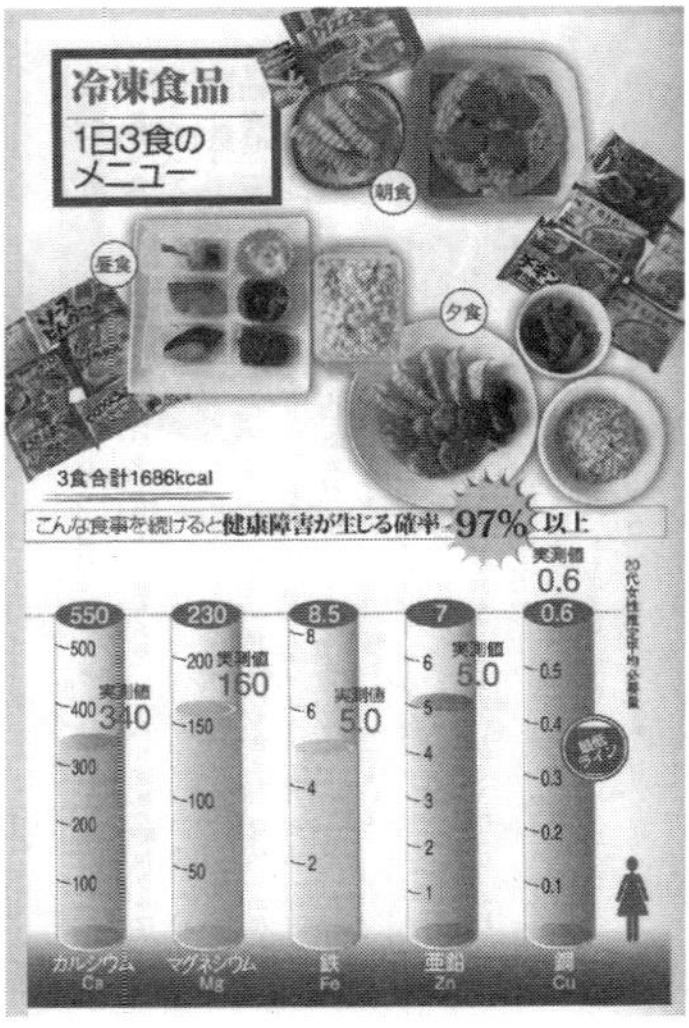

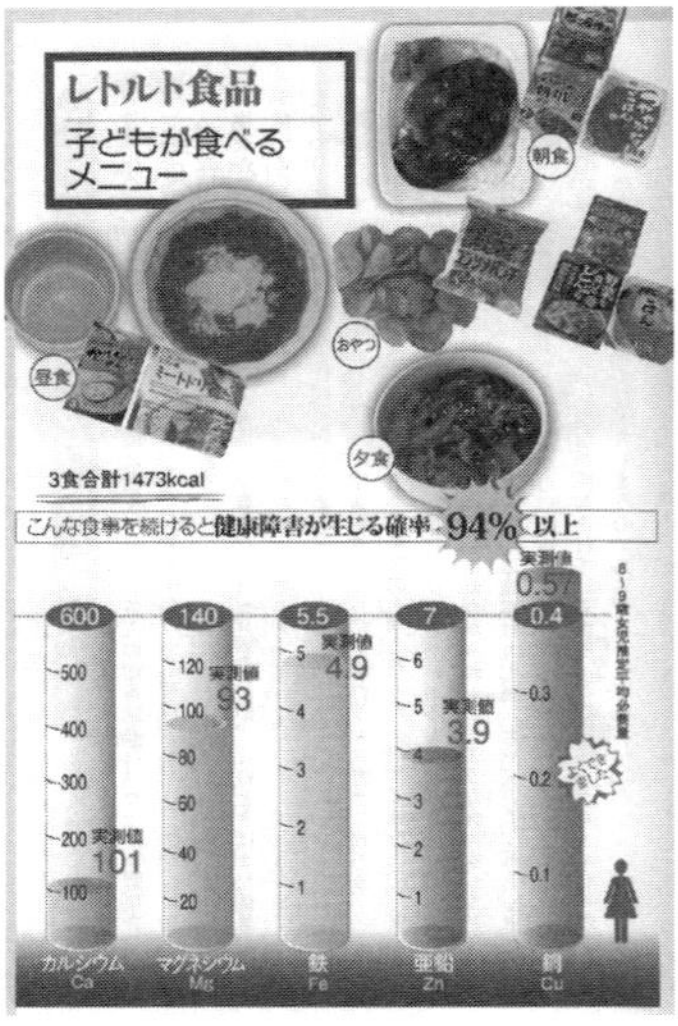

ミネラルが基準に届かず、という結果でした。どうして、現代の食事はミネラル不足なのでしょうか？

ミネラル不足の原因①水煮食品が増加している！

ミネラル不足を起こす第1の原因は、食品の素材に水煮食品が増えたことです。人件費の安い中国、ベトナムなどで、安く調達した食材をカットして、湯をかえて水煮を繰り返すことで、不純物がほとんど出ない食材を作っています。（この不純物の中にミネラルが多量に含まれているのです！）そこに濁りをとめる食品添加物のリン酸塩を入れ、パックして冷凍すると長期保存が可能になります。その冷凍品を日本に送って貯蔵し、業務用食品の原料にしているわけです。ですから、多くの市販食品が驚くほどのミネラル不足になっているわけです。

ミネラル不足の原因②「リン酸塩」添加の加工食品が増加！

リン酸塩は体内に吸収されないため、毒性が少なく安全であるとされて使用制限がなく、よく使われている食品添加物です。pH調整、カビ発生抑制、濁り防止、変色防止、変質防止、鮮度保持、乾燥防止、接着力向上、保水性増加、食品増量、風味向上など用途も広く、食品には多量に使用されています。食品に含まれているミネラルは、胃酸によって分解され、吸収されやすい形になって小腸に運ばれます。ところが、リン酸塩はミネラルと結合する性質があるため、大事なミネラルが小腸で吸収されないまま体外に出てしまいます。ただでさえ市販の食品中にはミネラルが少ないのに、食品添加物のリン酸塩の働きで、体内に吸収されず益々、ミネラル不足になってしまうわけです。

リン酸塩は、「pH調整剤」「調味料（アミノ酸等）」「かんすい」「膨張剤」「ベーキングパウダー」「ガムベース」「乳化剤」など一括表示されることが多いため、リン酸塩が含まれているかどうかを確実に見分けることは困難です。成型肉（やわらか加工）、ハム・ソーセージ、トロと称される魚、魚の開き、醤油・味噌・粕漬けの魚、かまぼこ・ちくわ、はんぺん、なると巻き、チーズ、缶詰、卵豆腐、茶碗蒸し、和菓子、冷凍食品、酒のつまみ、など驚くほど多くの食品にリン酸塩が使われています。リン酸塩を摂取しないようにするには、加工されていない素材を購入して、手料理することが一番なわけです。

ミネラル不足の原因③油

ミネラル不足になる原因として水煮食品の増加、食品添加物としてリン酸塩が多量に使われていることを紹介しました。3番目の原因は油です。私たちがよく使うのは、サラダ油、コーン油、ベニバナ油、ナタネ油などの植物性の油です。植物から作られているため、体には良い油というイメージを持っている方が多いかと思います。実際には植物性の油はオメガ6系脂肪酸であるリノール酸やガンマリノレン酸を多く含んでおり、酸化するとアラキドン酸に変化します。アラキドン酸は、過剰に摂取すると血管の炎症を招き、血栓が出来やすくなります。豚肉や鶏肉にもアラキドン酸が多いのですが、これら動物性の油と植物性の油は成分としては同じ性質のものという認識が必要です。

ちょっと話が横道にそれました。現代の植物油でも動物油でも、精製の段階で、油に溶けているミネラルを含んだ栄養成分を「不純物」として除去しているのです。その際、使われるのが前回紹介したリン酸塩です。この20～30年で、調理や加工食品に使われる「精製油」の摂取量が増えていることが、ミネラル不足の原因になっているのです。

近年、自閉症、注意欠陥多動性障害、学習障害などの発達障がい児が急増しています。発達障害という疾患概念は、ここ十数年前から出てきたいわゆる「現代病」といえるものです。ここで、次ページの上に発達障害がいかに増加しているかを示します。厚生労働省が毎年発表している全国の公立小中学校で通級に通っている児童数の推移です。発達障害という言葉が出始めたのが、平成18年です。平成28年と比較すると、発達障がい児の数は7倍、割合では3倍とまさに爆発的に増えています。

一方、全国でのコンビニ店数の推移を次ページ下に示します。昭和58年頃にコンビニ店は出始め、その後、右肩上がりに急増しています。発達障害の一番の原因は遺伝と考えられていますが、その他、食事などの生活環境も大きな要因です。発達障がい児の増加とコンビニ店数の増加に相関があると思えませんか？　現代では食事が便利になりましたが、その分、摂取するミネラルが慢性的に不足し、発達障害に限らずさまざまな病気を引き起こしていると思います。

ミネラル補給大作戦！

現代の食品は、慢性的にミネラル不足になっていることがお分かりいただけたと思います。それでは、私たちはどうすればいいのでしょうか。取り組みやすい順番に6つの方法を紹介します。

①ミネラルを多く含む食材を積極的に摂取

丸ごと食べられる煮干し・めざし・ししゃもなどの小

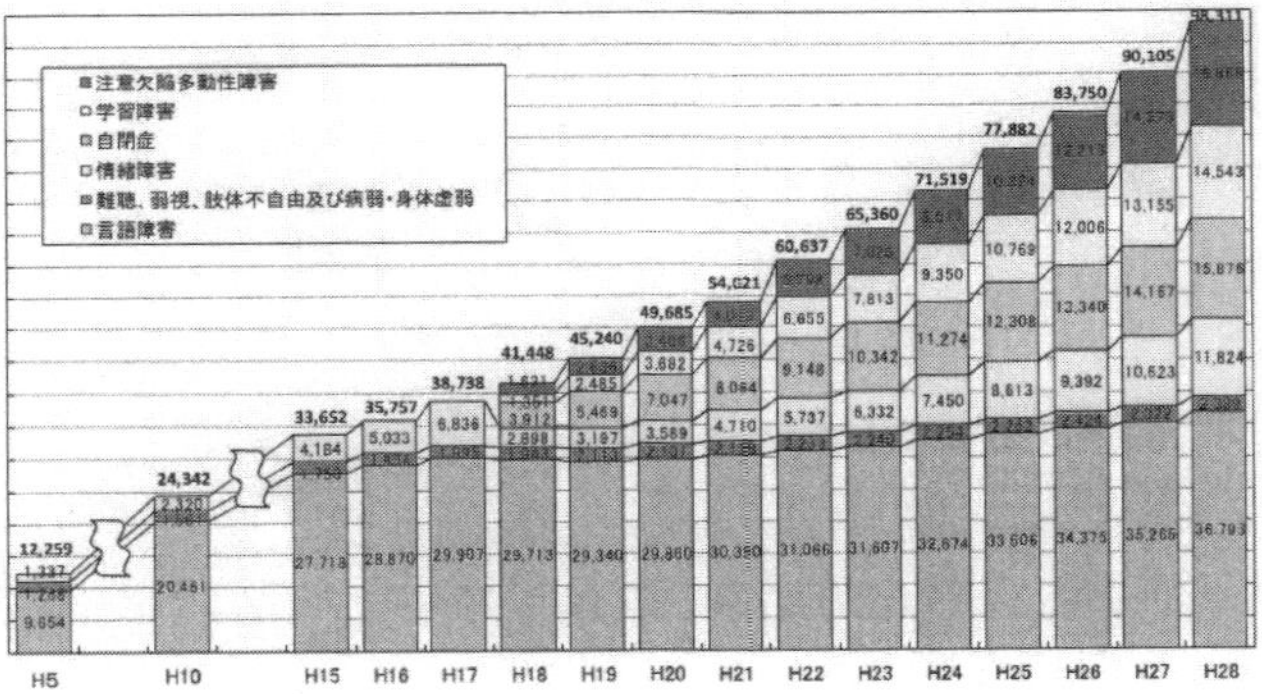

コンビニ国内店舗数　推移

データ：日本フランチャイズチェーン協会（JFA）

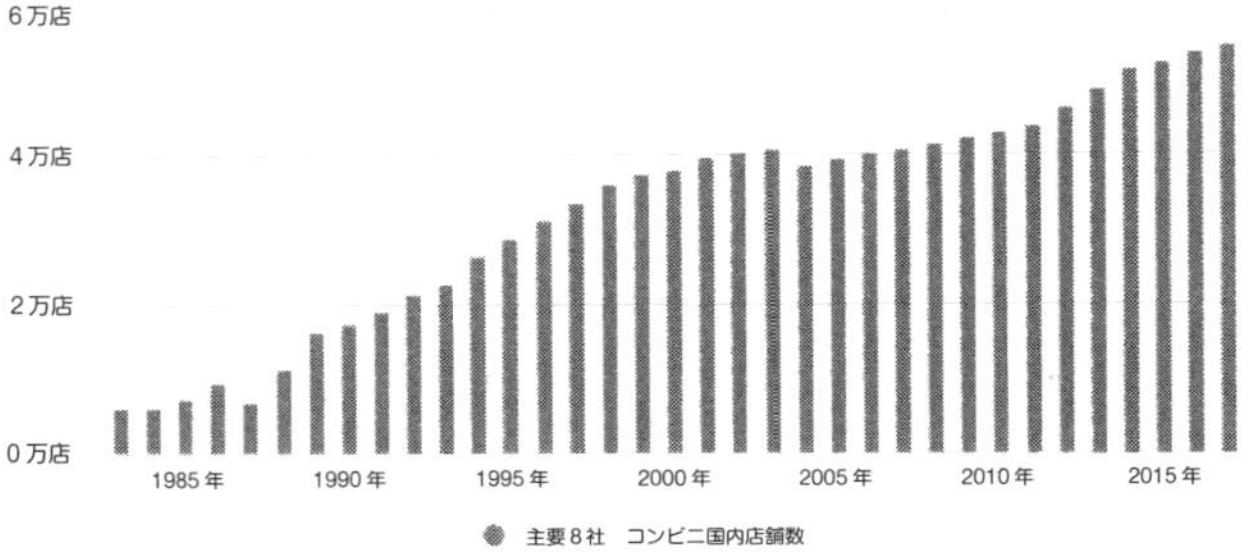

魚、骨を含むサバ・サンマ・イワシ缶詰、カキ・シジミなどの貝類、昆布・のり・ワカメ・ひじきなどの海藻類は、ミネラルが豊富に含まれています。新しい生命を誕生させるソバ・ゴマ・玄米・雑穀などのタネ類、豆類にもミネラルは豊富で、栄養素を丸ごと食べることができます。クルミ・アーモンド・ピーナッツなどのナッツ類、栗などの木の実もミネラルバランスが良く、子供のおやつとしてミネラル補給できる食材です。

②リン酸塩を含む食品を可能な限り避ける

リン酸塩は食品添加物として多くの食品に使われていることは、前述した通りです。リン酸塩は腸管からのミネラルの吸収を妨げます。表示をよく見て、リン酸塩を含む食品はできるだけ避けましょう。ここで注意が必要です。「リン酸塩」と表示されていない「PH調整剤」「調味料（アミノ酸等）」「かんすい」「膨張剤」「ベーキングパウダー」「ガムベース」「乳化剤」などと表示されている食品にもリン酸塩が含まれています。繰り返しになりますが、成型肉（やわらか加工）、ハム・ソーセージ、トロと称される魚、魚の開き、醤油・味噌・粕漬けの魚、かまぼこ・ちくわ、はんぺん、なると巻き、チーズ、缶詰、卵豆腐、茶碗蒸し、和菓子、冷凍食品、酒のつまみ、などにはリン酸塩が含まれています。できるだけ控えめにしましょう。

③主食、調味料を見直す

精製された白米はミネラルが取り除かれたお米です。玄米、分つき米、雑穀米などに変えましょう。

調味料の見直しもポイントの一つです。

★塩……×化学精製塩　○岩塩

★砂糖……×白砂糖　○黒砂糖、メープルシロップ、はちみつ、甘酒

★醤油……×「アミノ酸」「脱脂加工大豆」使用　○原材料：大豆・小麦・塩・麹

★味噌……×市販の「だし入り味噌」　○「長期熟成」「天然醸造」

★油……×精製油、何度も使った油　○えごま油、亜麻仁油、ごま油、エキストラバージンオリーブオイル

④「だし」をフル活用する

この本で紹介されている「無添加白だし（液体）」の作り方を次ページに紹介します。わが家でもこのだしを作って利用していますが、常時用意するのはなかなか大変です。そこで利用しているのが、市販されている無添加の粉末状だしです。納豆、味噌汁、ラーメン、麦茶などに一つまみかけて、子供に摂らせています。

⑤素材から調理する

ミネラルが極端に少ない冷凍食品やレトルト食品などの加工食品で食卓を飾るのはできるだけやめましょう。コンビニ店、ファミリーレストランで食事を済ますのも少なくしましょう。面倒でも、素材から料理することが健康のためには一番です。

ミネラルを上手に補給する方法を紹介しましたが、今までの食生活をいきなり大転換するのは難しいと思います。出来るところから、少しずつ改善していったらいかがでしょうか。

（すずらん新聞第193～195号　2018年4～6月発行）

＊謝辞　この章の参考書籍「食べなきゃ危険！」「新型栄養失調」の著者 小若順一氏、国光美佳氏より、資料提供を快諾していただきました。ここに厚く御礼申し上げます。

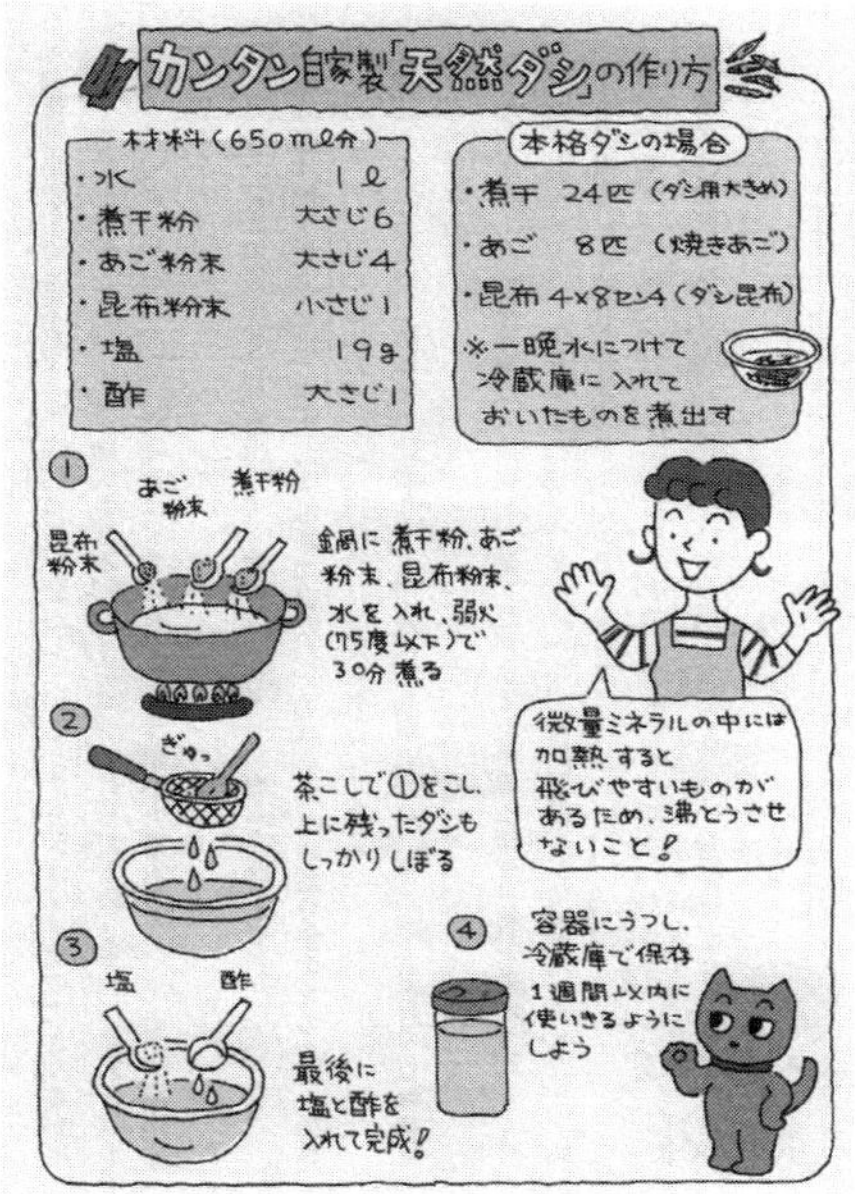
カンタン自家製「天然ダシ」の作り方
材料（650mℓ分）
・水　1ℓ
・煮干粉　大さじ6
・あご粉末　大さじ4
・昆布粉末　小さじ1
・塩　19g
・酢　大さじ1
本格ダシの場合
・煮干　24匹（ダシ用大きめ）
・あご　8匹（焼きあご）
・昆布　4×8センチ（ダシ昆布）
※一晩水につけて冷蔵庫に入れておいたものを煮出す
①
あご粉末
煮干粉
昆布粉末
鍋に煮干粉、あご粉末、昆布粉末、水を入れ、弱火（75度以下）で30分煮る
②
ぎゅっ
茶こしで①をこし、上に残ったダシもしっかりしぼる
③
塩
酢
最後に塩と酢を入れて完成！
微量ミネラルの中には加熱すると飛びやすいものがあるため、沸とうさせないこと！
④
容器にうつし、冷蔵庫で保存
1週間以内に使いきるようにしよう

第3章 メディア媒体が子供の脳を脅かす

私たちの周りにあるテレビ、ビデオ、テレビゲーム、インターネット、携帯電話などのメディア媒体は、現代人にとって今や必須アイテムになっています。先日、飯田線（長野県南部の鉄道）に久しぶりに乗って感じたのは、車内風景の様変わりです。私が高校へ電車通学していた頃は、友達と会話するか、試験直前なら学習書にかじりついていたものです。今や、携帯電話（ほとんどスマホ）でメールやラインをしたり、ゲームに興じている高校生の多くを目にします。電車内に限らず、家庭においてもメディア媒体があふれていて、高校生に限らず、小中学生も大人も、幼児でさえも、テレビ、テレビゲームなどと接する機会が多くなっています。1日の時間には限りがあるわけですから、当然、家族間の会話も少なくなるのは当たり前なのでしょう。

最近、「脳内汚染」という本に巡り合いました。少年刑務所に勤務する精神科医岡田尊司氏が書いた本です。タイトルから想像できるように、現代において、いかにメディア媒体が私たちの心をむしばんでいるかという内容です。私としては大変ショックと感銘を受けた本でした。メディア媒体すべてを否定するわけではなく、メディアが発する情報内容や接する時間が過度になると、脳が脅かされるというお話です。私なりに噛みくだいて、皆さんにご紹介いたします。

犯罪の若年化、凶悪化が全世界的に起こっている

この本では、日本や海外における子供による犯罪がいくつも紹介されています。１９９７年に神戸で起きた14歳の少年による連続殺傷事件（酒鬼薔薇聖斗事件）では、小学生２名が死亡、３名が重軽傷を負いました。皆さんの記憶にも鮮明に残っているかと思います。アメリカなどからは、少年が銃を使って友達や教師を無差別に殺傷する事件も聞こえてきます。

２００５年大阪府寝屋川市では、17歳の少年が母校の小学校教諭３名を殺傷した事件がありました。この事件を契機にして、寝屋川市などでメディアの若者たちへの影響を詳しく調べた大規模なアンケート調査（寝屋川調査）が行われました。この本では、この寝屋川調査や海外での調査結果がいくつも示されています。調査結果のいくつかを紹介していきます。

テレビがもたらした犯罪や子供たちへの影響

米国疫学コントロールセンターの疫学者センターウォール博士らが1992年に発表した論文での結論は、1960年代以降の犯罪の増加は、テレビの影響に帰せられるというもので、次のように述べています。「テレビの技術が発達しなければ、アメリカにおける殺人の件数は、1万件少なくなり、レイプの件数は7万件少なくなり、傷害の件数は70万件少なくなっていただろう。」と。米国のイーオンとヒューズマンが行った8歳から30歳になるまでの22年間にも及ぶ875人の追跡調査では、次のような驚くべき結果が分かりました。30歳の時点での攻撃性の強さは、今の時点でどれだけテレビを見ているかよりも、8歳の時点でどれだけテレビを見ていたかに大きく左右される。さらに、8歳の時点でテレビをよく見ていた子供は、その後自らが父親、母親になった時、テレビをあまり見ていなかった人に比べて、子供をより厳しく罰する傾向がみられた。これらの研究は、テレビの影響が、大人よりも小さい子供を直撃しやすく、しかも、その影響は20年後にまで及び、犯罪行為や子供を育てる態度にまで影を落とすことを示しています。

一昔前に比べると、マスコミも暴力的な場面を含んだ番組を控えるようになっているとは思います。ただ、人が当たり前のように死んでいくアクション映画やアニメの放送、お笑いタレントを身体的にいじめて笑いを取るような番組が横行しています。テレビのすべてを否定するわけではありませんが、大人達は番組の内容に注意を払い、特に小さな子供たちには暴力的な場面を見せないようにすべきと思います。

ゲームやビデオの子供たちへの影響

１９９０年代からテレビ以外のメディア媒体として家庭用ゲーム機やレンタルビデオが登場するようになりました。子供たちにどのような影響を及ぼしているのでしょうか。米国で行われた中学校２年生、３年生６００人あまりを対象にした研究では、暴力的なゲームやビデオに接触する機会が多い子供ほど、より敵意に満ち、教師とより頻繁に口論し、肉体的な暴力沙汰に関与しやすく、学校の成績も不良であるという結果が示されました。また、映画やビデオにおける受動的な暴力シーンの体験よりも、ゲームにおける能動的な関与が行われることにより、暴力の学習という点においては、子供たちへの影響が深刻であるという結果が示されています。

メディア媒体がもたらす二分法的思考

ダーティ・ハリーが犯人をバズーカ砲で吹き飛ばしたり、ランボーが腐敗した権力の手先の顔面に拳を叩き込み、首をへし折る。悪い敵を叩きのめすためなら、暴力は正当化され、賞賛すべき行為として描かれています。ところが、この悪い敵であっても、愛すべき守らなければならない家族があるはずですが、そういった背景は無視されます。悪い敵は単純にやっつけられればいいという物事のとらえ方、つまり、世の中は善か悪、味方か敵しかないという二分法的な考え方を、この本の著者は問題視しています。

寝屋川調査では、ゲームを長時間する子供では、「人は敵か味方かのどちらかだと思う」と答えた子供の割合が、ゲームをあまりしない子供での割合より、約2・5倍多かったという結果が示されています。この二分法的な考え方が、いじめという問題にも反映されています。何か自分たちと違う所がある存在を見つけて、それを「単純化された悪」とみなして排斥し、執拗に攻撃を加え続ける、しかもその行為が悪を排除する正義を行うような錯覚に陥っている行為、それが「いじめ」の本質と述べています。思い通りになる存在を「良い存在」、思い通りにならない存在を「悪い存在」とみなし、「良い存在」もひとたび思い通りにならなくなると「裏切られた」と感じ、攻撃の対象になってしまう。愛している者を殺してしまうという類の事件の増加は、まさに二分法的な思考を抱えた人が増えている結果に他ならないという著者の主張は、的を射たものと思います。

暴力的な映像がもたらす感覚低下、悲観的思考

映画や漫画などでは、ドライで同情や愛情さえ持たず、徹底的に自己中心的で冷酷であることがむしろ魅力的なものと思われる新たなヒーローが生まれています。こうした暴力的な場面にさらされることによって、人々の心に起こる変化は「感じないこと」であり、さらに感じないことが美徳とみな

されるようになりました。虐待を受けて育った子供は、自分の苦痛に対しても他者の苦痛に対しても無頓着な傾向がみられます。そして、自らが冷酷なことを平気でするようになる。これは、暴力に対する感覚低下の結果といえます。

暴力的な映像に過剰にさらされることのもう一つの影響は、世界や人間というものを、悲観的に、危険で、希望のないものであるとみなす傾向を植え付けてしまうことであると、岡田氏は述べています。寝屋川調査では、ゲームを3時間以上する子供では、ゲームを1時間以下しかしない子供に比べて、「人が信じられないことがある」と答えた子の割合が2倍強でした。また、「傷つけられるとこだわり、仕返ししたくなる」と答えた子供も、同じく2倍強の割合でみられています。いくら学校で、世界や人間への肯定的な見方を学ばせても、日々垂れ流しされている暴力的な映像が、そうした努力を台無しにしています。元来、子供たちは将来に対して楽観的なビジョンを持ち、希望にあふれているものです。最近の子供たちに広まっている、人生や他者に対する悲観的で冷めた態度は、暴力的な映像にさらされ続けた結果だという岡田氏の主張は、非常に納得のいくものです。大人たちはできる限り、子供たちが暴力的な映像やゲームに接触しないように注意を払うべきでしょう。

子供部屋に侵入した麻薬

ゲームの恐ろしさは、「麻薬にも匹敵した嗜癖《しへき》性」であると著者は述べています。1998年、権威ある科学雑誌『ネイチャー』に掲載された論文が紹介されています。ゲームをプレイした時の脳内のドーパミンの放出量を調べたところ、コカインや覚醒剤が投与された時のドーパミン増加量に匹敵することが分かりました。ドーパミンとは気持ちいいと感じる脳内モルヒネの一つで、喫煙におけるニコチンの作用で脳内に多量に放出される物質です。麻薬患者が麻薬から離脱できない、喫煙者がなかなかタバコを止められないのと同様の中毒性が、ゲームにはあるのです。私にも経験があります。中学3年生の時、趣味であった天体観測のためにパソコンを買ってもらいました。このパソコンで、当時ロールプレイングゲームの走りであった『ザナドウ』というゲームにはまり、夜更かしをしてゲームに興じていたことを覚えています。受験生でもあったのでこれはいけないと思い、必死の思いでゲームを封印しましたが、この時の辛さは私が30歳頃に果たした禁煙と同じ感覚だったように記憶しています。

ゲーム依存が大きな拡大を遂げた理由の一つとして、保護者の側に、テレビやビデオの長時間見過ぎることへの警戒心はあっても、ゲームに対しては比較的警戒心がなかったことを挙げています。確かに今でも、子供たちへのクリスマスや誕生日プレゼントの重要な候補は、ゲーム機器やゲームソフトですね。ゲームが20年前と同じ技術水準で、ほどよく飽きてしまうものであればいいのですが、コンピュータ技術の急速な発展により、今やゲームは極めて高いリアリティと刺激に満ちた仮想世界を現実のものとしています。ずっと飽きが来ないほどにワクワク興奮する時に脳内で起きていることは、麻薬的な薬物を使用している時や、ギャンブルに熱中している時と基本的に同じことなのです。子供たちにコカインや覚醒剤をプレゼントする親はいません。ところが実際には、麻薬的な作用を持つ「映像ドラッグ」を子供たちにプレゼントしているのかもしれないと、岡田氏は警鐘を鳴らしています。

ゲーム開始年齢が低いほど危険！

寝屋川調査では、小学校に上がるまでにゲームを始めた子の割合が24％、小学校1、2年に始めた子の割合が45％で、小学校低学年までに全体の7割近い子がゲームをするとの結果が出ています。ゲームを早く始めた子では、中学になっても長時間ゲームをする傾向がみられ、また、深刻な依存症状がみられるケースでは小学校に上がる前にゲームを始めた子が多いとの結果も出ています。さらに懸念されることは、ゲームを早くから始めた子では、現時点でのゲーム時間に関係なく、さまざまな問題点がより強くみられると指摘しています。「あまり考えずに、危険なことをしてしまうことがある」、「何事にも気力がなく、興味ややる気がわかない」、「人の気持ちが分かりにくく、ずれてしまう」、「注意が散りやすく、よそ見や忘れ物、ミスが多い」、「友達とケンカしたり、絶交したりが激しい」などです。また、ゲームを小学校に上がる前に始めた子では、現在ゲームをあまりしない子でも、勉強時間が短く、休憩時間以外に友達と遊ぶ時間も短い傾向がみられています。

就学前という人生早期の、脳の最も重要な形成段階で、ゲームや刺激の強いメディアに容易に触れることは、後に思ってもみない災いを引き起こしかねないのです。保護者は、お子さんの大切な人生が、その準備段階で損なわれることのないように注意すべきといえます。

損なわれる心の発達と幼くなる現代人

ゲームが子供たちの社会的成長に及ぼす影響について、岡田氏は二つのことを述べています。一つは、ゲームで遊ぶこと自体が、子供の心や脳の発達に及ぼす悪い影響です。もう一つは、ゲームで遊ぶ時間が増えることにより、子供が友達と交流する遊びの中で、社会的なスキルを高め、共感性や他者に対する配慮や常識を身につける機会が奪われているという影響です。

最近の中学生、高校生、さらには社会に出る年齢の若者においてさえ顕著にみられる傾向は、「幼くなっている」ことで、突発的な事件を起こした子供すべてにおいても当てはまるといいます。彼らは十代後半にあっても、心のある部分において、6～8歳の子供たちの特徴的な傾向を示しています。その特徴は次の5つです。

①現実と空想の区別が十分でなく、結果の予測能力が乏しい。
②相手の立場、気持ちを考え、思いやる共感能力が未発達である。
③自分を客観的に振り返る自己反省が働きにくい。
④正義と悪という単純な二分法にとらわれやすく、悪は滅ぼすべしという復讐や報復を正当化し、

その方向に突っ張りやすい。

⑤善悪の観念は、心の中に確固として確立されたものではなく、周囲の雰囲気やその場の状況に左右される。

小学校低学年レベルから高学年レベルへの心の成長がうまく起こらないまま、それが中学になっても、高校になっても、青年になっても続いている、つまり、人々の心がどんどん幼くなっているという相当深刻な現状があります。そこには、現実の存在よりも、メディアが提供する、単純化された仮想の存在に親しみすぎた世代の弱点が露呈していると岡田氏は述べています。

メディアによって自我理想像がゆがめられている

有史以前より、人間にとって４歳からの成長として大切なのは、母親の膝元を徐々に離れ、同年代の子供たちと遊び、父親や年長者に連れられて、新しい体験の場へと出向くことです。特に、父親との関係が重要と考えられています。ところが現代の子供たちでは、この時期になると、メディアとの接触が急速に存在感を増していきます。子供が自ら進んで求める場合もあれば、親や大人の方から与える場合もあります。親や大人達は、自分で子供の相手をする代わりに、メディアに子供の相手をしてもらおうとします。本を読んだり話を聞かせるよりも、ビデオを見せた方が手っ取り早いし、子供も喜ぶ。外で体を使って遊ぶ相手をするよりも、ゲームをさせておいた方が、親も休日をのんびり過ごせるし、子供も機嫌がいい……。私の小さい頃(50年程前ですが)を思い出してみると、ビデオやゲームはありませんでしたから、暗くなるまで友達と外で遊びまわっていたし、家では何かしら弟と遊びを探して過ごしていました。冬の寒い時期の休日には、必ず両親にスキーに連れて行ってもらいました。ところが、私の子供たち(高校生、大学生ですが)の小さい頃は、どうだったでしょうか。前述にあったようにメディアに子供たちの相手をしてもらうことが多かった……今になって反省します。

岡田氏はこうした現代の当たり前の習慣が、かなり恐ろしいことを起こしていると憂慮しています。つまり、人生を決定づけるといっても過言でない自我理想像を形成する段階において、子供たちは父親や母親、学校の先生、歴史上の偉人ではなく、メディアの中の存在を理想像として心に刷り込んでしまうのです。超人的な戦闘能力で敵をなぎ倒すヒーローであったり、魔法の力で何でも思い通りにしてしまう便利な存在だったりをです。なぜ、現代の子供たちが父親や母親に対して、尊敬や親しみさえ抱かず、まるで異物に対するような目を向けて平然としているのか、冷酷に暴力をふるうことさえ平気でしてしまえるのか、根本的な原因がここにあると岡田氏は指摘します。マンガやアニメの主人公、映画やドラマの俳優のようなパーフェクトな存在に理想を求め過ぎれば、現実の存在はあまりに不完全な存在です。メディアによって自我理想像がゆがめられると、現実の存在に対しては、相手の不完全な部分にばかり注意が向き、否定的で冷めた見方をしてしまうのです。

メディアが発達したことで、私達の生活は大変便利になりました。しかし、その反面で、人間の心を豊かにするという大切な面が著しく脅かされていると感じます。

ここからはメディア媒体と無関係で暮らすことができない現代社会にあって、どのような関わりが望ましいのかという著者の提言も含めて、お話しいたします。

ゲームやネットが前頭葉の機能を低下させる！

人間が人間である一番の所以《ゆえん》は、前頭葉、中でも最も前側に位置する前頭前野の発達です。前頭前野は人間の脳の約3分の1を占めており、サルから人間への脳の進化は、脳全体が大きくなったのではなく、前頭前野が前側にせり出す形で発達したことと考えられています。前頭前野の成熟は、他の脳の領域と比べて非常に時間を必要とし、大人になるまで発達し続けます。前頭前野は、対象を選択し、注意を維持し、目的をもった行動を行っていくとともに、さまざまな情報や情動を統合し、決断を下し、危険を回避し、行動をコントロールしていく、まさに「理性の座」というべき機能を担っています。

寝屋川調査では、ゲームやネットを長時間やる子供たちにおいて、そうでない子供たちよりも、統計的に有意に高い割合で認められた「前頭葉の機能低下に関係する項目12」が示されています。

①「あまり考えずに行動したり危険なことをしてしまう」慎重さの欠如。

②「イライラしやすく、かっとなると暴言や暴力になってしまう」爆発性。
③「じっと座っていることができず、たえず動きたがる」多動、抑制欠如。
④「怒ったり、泣いたり、感情の波が激しい」気分易変性。
⑤「反省するのは苦手である」自己反省力の低下。
⑥「飽きっぽく計画的に物事ができない」無計画、持続的努力の困難。
⑦「気が散りやすく、よそ見、忘れ物、ミスが多い」注意散漫。
⑧「自分の興味のあることには集中する」関心の限局性、固執性。
⑨「人付き合いや集団は苦手である」非社交性、孤立傾向。
⑩「一方的に喋ったり、場違いな発言や行動をしてしまう」共感性、状況判断力の低下。
⑪「自分には特別なところがあると思う」自己中心性、責任転嫁。
⑫「何事にも気力がなく、興味ややる気がわかない」無

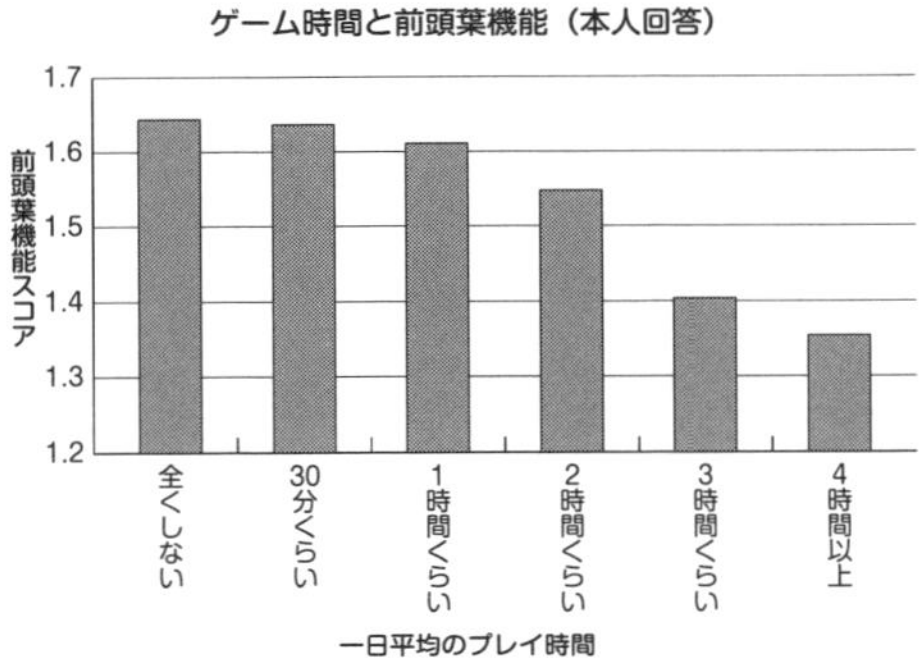

気力・無関心。

これら項目に関する質問をスコア化し、平均得点を求めて「前頭葉機能スコア」とし、ゲームなどのメディア利用時間との関係をグラフにしたものを示します。前ページの図が生徒本人による回答をもとに10項目より算出したものです。グラフを見ると、ゲームプレイ時間が長くなるにつれて低下が目立ち始め、３時間、４時間以上の子供では、顕著な前頭葉機能の低下がみられることが分かります。

ＡＤＨＤ、アスペルガー症候群、学級崩壊の問題

少し専門的な話になりますが、現代における子供たちの心の発達の問題にも触れておく必要があります。ＡＤＨＤとは「注意欠陥　多動性障害」の略称ですが、今やＡＤＨＤの子供が児童外来にあふれているようです。このタイプの子供たちは、授業中に周囲の状況と無関係に発言したり、立ち歩いたり、時には教室からいなくなったりします。クラスにＡＤＨＤの子供が2、３人いると、授業が成り立たなくなる「学級崩壊」が起こりやすくなります。当初、ＡＤＨＤは高い遺伝性があることから、脳の構造的、生物学的要因に原因があると考えられてきました。ところが、この30年程前よりＡＤＨＤの子供が急速に増えたことから、遺伝性の問題だけではなく、環境的な要因が非常に大きく作用していると考えられるようになりました。特に、第1章で述べたように、現代の便利な食事が脳の正常な働きを妨げていると思われます。

ワシントン大学の小児科医のチームは、1歳と3歳の時にどれくらいテレビを観たかを調べ、その子供たちが7歳になった時点で、注意力の評価を行いました。その結果、1歳、3歳の時点でテレビによく接していた子供たちは、注意力に多くの問題があることが分かりました。テレビは絶え間なく場面が変わる性質を持つため、子供たちは魅入られたように画面を見つめます。ところが、そのために短いタイムスパンで注意を集中することに慣れてしまい、長い時間の注意の集中が困難になるのです。テレビは便利なお守り役であるため、お母さんは家事をする合間についつい子供にテレビを見せてしまいがちです。しかしながら、もともとＡＤＨＤの素因を持った子供ではその症状を助長することになるため、注意が必要です。

広汎性発達障害は、①対人関係における消極性、②相互的なコミュニケーションの障害、③興味や関心の限局性やこだわりの強さを特徴とする心の発達障害です。広汎性発達障害の中で、知能が正常範囲で、言葉の発達にも障害がみられないものを「アスペルガー症候群」と呼び、男性では数％の罹患率で、現代では比較的よく見られる病気になっています。対人関係や集団生活が円滑にいかず、周囲の理解がないと孤立したり、いじめのターゲットにされることもあります。その一方で、集中力や狭く深い興味を活かして、研究者や技術者として成功することもあり、実際に、学者や研究者には、アスペルガー症候群やその傾向を持った人が多いといわれています。

ＡＤＨＤ、アスペルガー症候群などの脳の発達障害がこれほど身近になったのはなぜでしょうか？

岡田氏は現代の若者が、前頭前野などの脳の発達にとってマイナスになるゲームなどのメディア媒体に、より早い時期からさらされているためと述べています。

メディア漬けから子供たちを守るには？

つい先日テレビで、ギャンブル依存症罹患率の世界一は日本人と紹介されていました。日本独特のパチンコが主要な原因と思いますが、何とも恥ずかしいデータです。また、２０２０年東京オリンピック開催に併せて、法律を改定してカジノを日本に作ろうという報道もされていました。経済効果は高いかもしれませんが、カジノを誘致すればギャンブル依存症の日本人を増やすだけです。ギャンブル依存症になった大人たちが、自分の子供たちにゲームを制限することは到底できません。未成年者や学生に、高い嗜癖《しへき》性や有害な内容を含むゲーム、ビデオ、ネットサイトなどの利用を法律で禁じる制度が必要だ、と岡田氏は述べています。メディアを提供する企業としては、収益を優先させるあまり、このような法律の成立には抵抗があると予想されますが、現実に起きている子供たちへの被害や影響の大きさを考えると、その様な法律はすぐにでも必要ではないでしょうか。

「できない」「見られない」環境が脳を開放する！

この『脳内汚染』の著者である岡田氏は、少年院に勤務する精神科医です。そのような背景もあって、心に問題のある子供たちを施設や病院で診る機会があり、大変興味深いことを述べています。たとえば、施設に来た子供たちが元気になり、社会性を回復していく上で、さまざまな働きかけとともに、ゲームなどが「できない」環境が重要な役割をしていると述べています。社会にいる時は毎日数時間もメディアに浸っていた子供たちは、代わりに現実の人間の中でもまれながら過ごすことになります。その体験は、1人でゲームをしながら部屋にこもっているよりも、不快でわずらわしいことに思えますが、そうした日々の中で、彼らは人と交わることの楽しさや喜びに目覚めるそうです。病院に入院した若者たちも、ゲームやネットが思うようにできない、好きな番組が「見られない」環境で、最初はイライラしたり、人となじもうともしませんが、そのうちに憑《つ》きものが取れたように表情が柔らかくなり、人との交流を楽しむようになるそうです。施設や病院の話は決して特殊な例ではなく、すべての燃え尽きた心の回復に当てはまると岡田氏は言います。宗教的な場所であれ、修練のための場所であれ、そこには過剰な刺激と情報から守られた『静寂』があり、それによって程よく不足した状態が生まれ、そこから再び生きようとする力が蘇るのだという岡田氏の言葉には説得力を感じます。

一般の家庭ならテレビを付けっ放しにせず、見たい番組が終わったらさっさとスイッチを消す（これは私の親からされていました）、せめて出かけたり旅行に行った時は、ゲームやテレビは無しという取り決めをする、などは実行可能なことではないでしょうか。最後に印象的な岡田氏の言葉を引用して、この章を終わりにしたいと思います。

『絶えず情報に脳をさらし続けることをやめ、刺激のない状態の静けさや、安らかさを、心と脳に取り戻してやることが大切なのだ。新たな刺激を際限なく求め続けることは、長期的に見れば、心をどんどん鈍麻させ、幸せを感じにくい心を作り出してしまう。ささやかな楽しみが楽しみとして感じられることこそが、幸せの本質なのである。』

（すずらん新聞第１４２～１４４号　２０１４年１～３月発行）

第4章　スマホが子供の脳をダメにする

先日新宿に向かう都内の電車車中、私の前に並んだ横一列、8人の乗客をふと眺めました。30歳代から60歳代の男女だったと思いますが、なんと全員がスマホを操作していました。私はちょうど5年前に、携帯電話を旧式のガラケーからスマートフォンに切り替えました。インターネットにつながり簡単に色々な検索ができる、Googleのナビを使えば迷わずどこにでも行ける（車のナビより正確）、ラインを使って無料で連絡が取り合える、いつでも写真がきれいに撮れる、など私にとってスマホは必需品になっています。若い方ならさらに、ゲームをしたり、音楽を聴いたりなど、マルチな活躍をしてくれるスマホです。今や日本人7割の方がスマホを利用する時代になっています。3歳と6歳になる私の2人の男児も、過去に撮った動画やユーチューブの動画を観ることが大好きで、子守代わりにさせることも度々でした。

急速に普及した便利なスマホですが、近頃、新聞紙面ではスマホゲーム依存症、ＳＮＳを通したいじめ、スマホが発する電磁波による健康被害の心配など、さまざまな問題が取り上げられています。さっそくスマホに関わる何冊かの本を購入し、特にスマホが子供たちに及ぼす影響について勉強しました。わが家では、小さな子供たちに動画を観せることを止めにしました。スマホの有害性、ネット依存、ゲーム障害、電磁波の問題などについて紹介していきます。

スマホが学力を低下させる！

まず、「脳トレ」の第一人者である川島隆太（東北大学加齢医学研究所所長）氏が著《あらわ》した『スマホが学力を破壊する』の一部を紹介します。次ページのグラフは、平成25年度に仙台市で行われた標準学力検査、生活・学習状況調査の結果（仙台市立中学に通う全生徒約２万２０００人を対象）のデータを解析したものです。

数学の結果ですが、このグラフから読み取れることを列挙します。

①携帯・スマホ使用時間が長かろうが短かろうが、自宅での学習時間が長ければ成績が良いということ（当り前ですが……）。

②自宅での勉強時間が長かろうが短かろうが、携帯・スマホを使う時間が長い生徒の成績が悪いということ。

③（さらに細かい読み取り）たとえ自宅で2時間以上勉強していても、携帯・スマホを3時間以上使ってしまうと、ほとんど自宅で勉強をしないけれども携帯・スマホを使わない生徒の方が、成績が良いということ（★と☆の比較）。

この③の読み取りは大切で、2時間以上も自宅で勉強しても、携帯・スマホの使用によってその努力が無駄になってしまうということになります。グラフの提示は省きますが、国語、理科、社会でもほぼ同様の結果です。

1978年インベーダーゲーム、83年家庭テレビで遊べるファミコン（任天堂）、94年プレイステーション（ソニー）が登場し、電子機器を使ってのゲームは子供たちの遊びの主流になっていきました。私も中高大学生時代には、前二者のゲームにはまっていました。ゲーム時間が長いと学力が低下するということが社会問題になりましたが、当時はゲーム

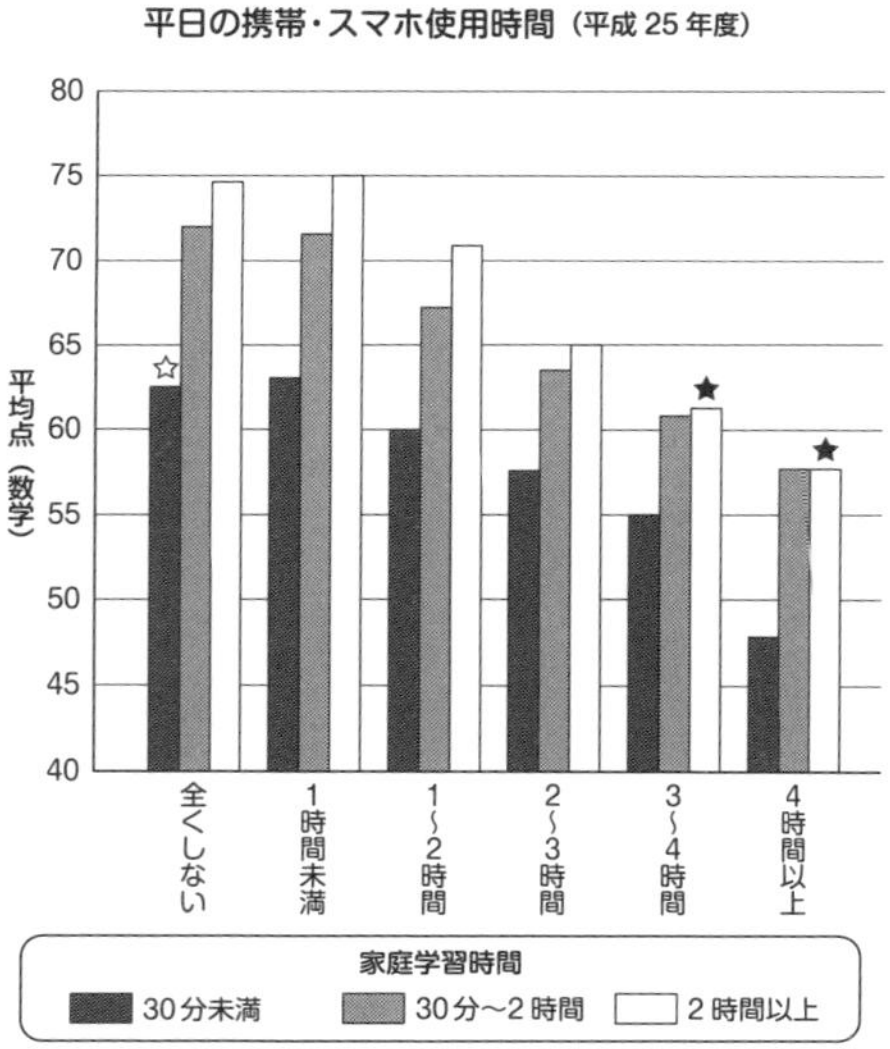

のせいで学習時間が短くなったり、睡眠不足になることが学力低下の原因と考えられていました。グラフは、スマホが脳に何らかの悪影響を及ぼしている可能性を示唆するものです。これについては、また改めて述べます。

ＬＩＮＥの抱える問題

平成28年内閣府のデータによると、スマホでの利用内容は①コミュニケーション（84・１％）、②動画視聴（75・６％）、③ゲーム（71・９％）、④音楽視聴（65・８％）、⑤情報検索（63・５％）となっており、スマホはコミュニケーションツールとして使われることが多くなっています。日本では、大人も子供も無料のコミュニケーションツールとしてＬＩＮＥを使うことが多くなっています。私も業務連絡、家族や友人とのコミュニケーションツールとして、ＬＩＮＥを頻繁に使っています。

川島先生による仙台市でのデータを示します。ＬＩＮＥ使用時間、家庭学習時間、成績の解析データは、前のグラフとほぼ同様ですので省略します。

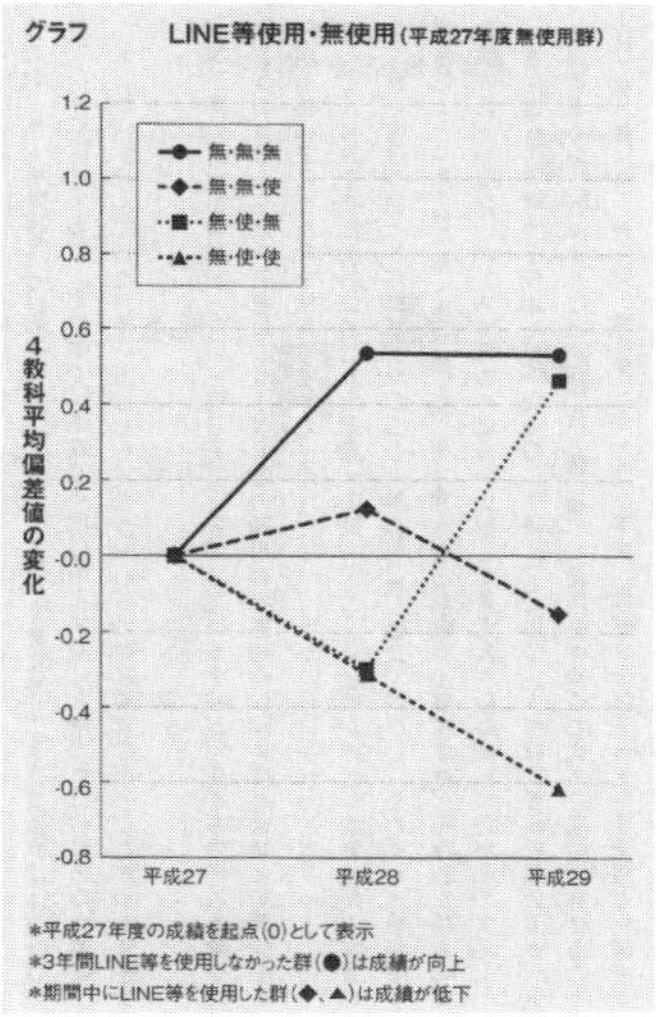

ここでは、ＬＩＮＥ利用の有無が、成績にどう影響するかを前ページのグラフに示します。

平成27年度小学校5年生から中学1年生約1万４０００人を対象に3年間追跡調査した結果の解析です。ＬＩＮＥを初年度無使用だった生徒は、３年間無使用のままだと、良い成績が向上したままになります〈無・無・無（●）〉。▲〈無・使・使〉では、ＬＩＮＥの使用により成績が急降下することが示されています。■〈無・使・無〉では、一旦ＬＩＮＥ使用で成績が下がっても、使用を止めることで成績が急激に回復することが分かります。

初年度にＬＩＮＥを使用していた生徒の85・9％がその後も使用を継続、使用を止めることができた生徒は10％にも達しないそうです。一度スマホを持たせると、ほとんどの生徒がＬＩＮＥを使うようになります。学校で部活の連絡にＬＩＮＥを使うのが普通になっているようですが、これらのデータをみても「仕方ない」でいいでしょうか？　少なくとも小中学生にはスマホを持たせるべきではないと思われませんか？

スマホは脳をはたらかせない？

川島先生は近赤外線分光装置を使って、さまざまな状況下での「前頭前野」の計測を行っています。前頭前野が発達していることが人間を人間たらしめ、ここに「こころ」の働きがあります。対人コミュニケーションの場面での脳活動計測を行うと、実際に誰かの顔をみて話をすると前頭前野が大いに働きます。一方、同じ人と電話で話をしたり、あるいはテレビ会議システムを使って話をさせても、前頭前野は全くと言ってよいほど働きません。

２年前より私の所属する医師会において、テレビ会議システムが導入されました。駒ケ根市は南信州ですので、北信州にある県庁所在都市長野市まで出掛ける手間が省けるようになり助かっています。ところが、テレビ会議では、他の地区の先生方の表情はほとんど分かりません。会議をしていても、無味乾燥な充実感のない印象を感じていました。前頭前野を働かせない会議だからと思えば納得できます。

先日テレビで、動画を使った学習サポートが注目されていると報道されていました。有名講師が講義をして、しかも無料のサイトも多いようですから、スマホ世代の子供たちにとっては重宝なのでしょう。しかし、川島先生の研究結果から考えると、動画を使っての学習では、前頭前野がほとんど働いていない可能性があります。前頭前野を使わない理解では、真の思考力は育まれないのではないでしょうか。

手書きで文章を書くと前頭前野はたくさん働きますが、パソコンやスマホで文章を書いても前頭前野は全く働きません。スマホを使いこなすと、コミュニケーションも対面型のリアルコミュニケーションの機会が減り、情報処理も自分の脳を使う頻度が減ります。スピードが重視される現代にあって、スマホ、パソコンでコミュニケーションを取ることは当たり前になっています。しかしながら、脳の老化予防という観点からみると、できるだけ前頭前野を働かせられる手書きで文章を書くということは大切なことといえます。

ゲームをやり始めると、プレイヤーは多彩な視覚・聴覚情報を処理して試行錯誤するため、前頭前野は活発に働きます。ところが、ゲームに慣れた途端に、前頭前野は活動しなくなるばかりか、逆に活動量が少なくなる前頭前野の「抑制現象」が起こります。テレビを長時間観たり、スマホを長時間操作すると、同様の現象が起きます。未就学児や小学生のスマホ使用はここ数年で始まった出来事で、川島先生らはスマホやLINEが子供たちの脳に与える影響の研究を平成29年10月からスタートさせたばかりです。スマホが前頭前野を破壊しているという結果を危惧されています。

中高生ネット依存は7人に1人！

スマホが便利で、現代社会に欠かせないものになっていることは事実

表1　ネット依存の危険度がわかる質問事項

①ネットに夢中になっていると感じているか。
②満足のため使用時間を長くしなければと感じているか。
③制限や中止を試みたが、うまくいかないことが度々あったか。
④使用時間を短くしようとして、落ち込みやイライラを感じるか。
⑤使い始めに考えたより、長時間続けているか。
⑥ネットで人間関係を台無しにしたことがあるか。
⑦熱中しすぎを隠すため、家族や学校の先生に嘘をついたことがあるか。
⑧問題や絶望、不安などから逃げるために、ネットを使うか。

です。スマホの最大の利便性は、いつでもどこでも手軽にインターネットにつなげられることです。ネット上で、さまざまな情報を得たり、色々な人と気軽に交流し意見を述べたり（相手を中傷する道具にもなりますが……）、動画を見たり、オンラインゲームを楽しむことができます。

２０１７年度、厚生労働省研究班が全国の中学・高校１８４校に、「ネット依存の危険度がわかる質問項目」（前ページの表）の調査を依頼し、１０３校約６万４０００人からの回答が得られました。８項目のうち5項目以上が当てはまるとネット依存の疑いがあります。その結果からの推計で、ネット依存の疑いが強い中高生は全国で約93万人に上り、５年前に比べて約40万人増えたことがわかりました。ネット依存の中高生は今や７人に１人、爆発的に増加しています。今回の調査では、欠席している生徒は含まれておらず、実際にはネット依存の中高生はもっと多いと予測されています。

「ゲーム障害」の実態

２０１６年、大手ゲーム会社が運営する研究所の調査によると、現在、日本国内の15歳～69歳におけるスマホの保有人

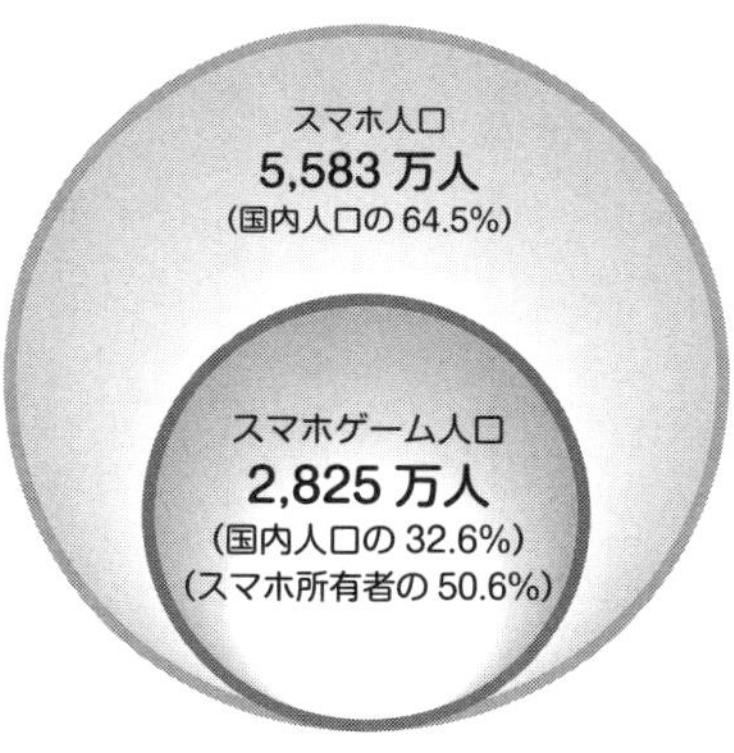

口は、推定5583万人、そのうちスマホゲーム人口は2825万人で（前ページの図）、半数以上がスマホゲームで遊んだことがあることになります。スマホゲームが従来のゲームと大きく異なる点は、いつでもどこでも手軽に、初めは無料で遊べることです。ゲームとして非常によくできている、つまり「はまりやすく」作られているため、本人が気づいたときはには、「無料の暇つぶし」から「生活の中心」へと非常に短期間に達してしまいます。スマホゲームの中には、一定の時間を待たなければ無料でプレーを続けることができず、数百円のアイテムを買う（課金する）とゲームを継続できる、といった仕組みもあります。最初は課金が必要になるタイミングでゲームをやめられたのに、「数百円なら……」と課金してゲームを続けてしまう、といった具合にスマホゲーム依存症になっていきます。

2018年6月、世界保健機構（WHO）は、ネット依存のうちゲームのやり過ぎで日常生活が送れなくなる「ゲーム障害」を、国際疾病分類に初めて明記し、「精神疾患」としました。アルコール依存症と同じ位置づけです。事態が深刻なのは、「ゲーム障害」が未来を担う子供たちに多くみられるということです。子供によっては脳が萎縮して、理性をつかさどる機能が低下し、「わかっていても、うまくできない」状態に陥ります。朝起きられない、遅刻・欠席が多くなる、人付き合いがわずらわしくなり引きこもる、キレやすくなり物を壊す、無感情・無感動になる、家族に暴力をふるう、などの症状が現れます。場合によっては家庭崩壊にもつながります。

ネット依存を予防するには？

２０１１年、日本で初めて「ネット依存外来」を開設した国立病院機構久里浜医療センター（神奈川）には、現在年間で約１５００人が受診、約７割が未成年で患者の低年齢化が進んでいます。同センターの樋口進院長は、ネット依存症、スマホゲーム依存症に関する書籍を数冊著《あらわ》しています。その内容を紹介する形で、ネット依存の予防法について紹介します。

ネット社会ですので、スマホをずっと子供に与えないことは現実的ではありません。ですが、乳幼児の子供にスマホによる子守りは控え、小中学生にはスマホを持たせず、スマホを持たせるのは原則として高校生以降にするのが賢明と思います。もし小中学生にスマホ（パソコンでも同じ）を持たせる場合、付き合い方のポイントを下の表に示します。

１から３ですが、親が子供に貸し出すという形を明確にして、親子で話し合ってルールを作ります。親が子供に押しつけるのではなく、子供の意志も尊重する形でルールを決めることが大切です。ネットと接続する時に

スマホとの付き合い方のポイント

1、親の名義で購入し子供に貸す形にする。
2、買う前に親子で一緒にルールを作り、紙に書き、目に付くところに貼る。
3、ルール違反には「翌日は禁止」などのペナルティーを課す。
4、使用時間、使用時間帯、使用金額を決める。
5、リビングなど、家族がいる場所で使う。
6、親に無断でのオンライン決済を禁止する。
7、親もルールを守り、模範となる使い方をする。

必要になるパスワードも、親が管理しましょう。子供にとって有害と考えられるような情報があるホームページを閲覧できなくするシステムとして「フィルタリング」があります。スマホ購入の際には、契約時にフィルタリング加入を申し出て下さい。パソコンの場合、市販のフィルタリングソフトをインストールしたり、プロバイダーによるサービスを利用するといった方法があります。子供に悪影響を与える可能性のあるサービスやコンテンツについて、親が利用制限をかけられる機能として「ペアレンタルコントロール」があります。子供が使用する設定画面から、ゲームや必要のないアプリはダウンロードできないように制限することができます。

４～６について。ネット依存への対応が全般に遅れている日本にあって、積極的に対策に取り組んでいる自治体（十数の自治体）もあります。スマホ使用ルールを宣言している自治体の使用時間帯で一番多いのは、21時以降は利用禁止です。使用時間については1時間以内、休みの日なら2時間までが妥当ではないでしょうか。もうすでに４～５時間もオンラインゲームをやっている状況であるならば、いきなり1～2時間に制限するのは現実的ではありません。子供が1時間でも削ろうとするならば、それをルールにすべきでしょう。自室でのスマホ使用は長くなりがちですので、家族の目の届くところでの使用が大切です。課金の限度額は、家庭の経済状況にもよりますがきちんと決めて、親がクレジットカードの管理をしましょう。

７についてですが、子供にスマホの使用を制限しておいて、その隣で親がＳＮＳをやっているのでは、示しがつきませんよね。食事の時は、家族全員スマホを手に取らないという取り決めも、家族の会話を増やすためにも必要だと思います。

すでにネット依存、ゲーム依存になっていたら

ネット依存症、ゲーム依存症はりっぱな精神疾患です。専門の医療機関を受診するのが望ましいですが、子供に理解させて連れて行くのは大変だと思います。まず家庭内ですべきことは、ネット以外の活動を積極的に取り入れることです。部活、アルバイト、予備校や塾、趣味など、何でもいいので生活の中にこれらを組み込みましょう。ネットより大切なものがでてくると、依存から抜け出す道筋がみえてくるといいます。最も多いきっかけになるのは勉強や進学で、親からではなく友人や先生から助言してもらうのが有効です。一番大切なのは、変化の兆しが見えたら、大いにほめることです。

自閉症や注意欠陥多動性障害など発達障害の子供たちは、人との交流が苦手な反面、物事に対するこだわりが強いため、自分の興味のあることにはとことん集中します。こうした特徴が、ネット依存になりやすいタイプとされています。この「こだわり」を欠点と見ずに、長所と見て対応することがポイントです。ネット以外に関心のあることが見つかれば、趣味の世界でも学業でも、大きく能力が伸びる可能性を秘めています。親御さんは子供をよく見て、ネット依存にならないような道筋をつけてあげましょう。

「携帯電話は体から離して使え」という勧告

２０１１年、世界保健機構（ＷＨＯ）の専門組織である国際がん研究機関（ＩＡＲＣ）が、「携帯電話の発する電磁波について、限定的であるが発がんのリスクがある」と発表しました。ＩＡＲＣの発表によると、携帯電話と因果関係があるとした癌は、聴神経腫瘍や神経膠腫（悪性度の高い脳腫瘍）です。具体的には、「携帯電話で1日30分間以上の長電話を10年以上続けていると、発がんのリスクが高まる」として、「携帯電話を直接、耳に触れないようにすべき」と勧告しています。ＩＡＲＣが定めた発がん物質のカテゴリーは、１（発がんあり）、２Ａ、２Ｂ、３、４（発がん性なし）の５つで、携帯電話は３段階目の２Ｂ（発がんの可能性あり）に分類しています。２Ｂのカテゴリーには、鉛、エンジン排気、クロロホルム、ＤＤＴなどが入っています。欧州環境庁（ＥＥＡ）は、携帯電話の電磁波には、喫煙、アスベスト、有鉛ガソリンと同様のリスクがあるという見解を出しています。

実は、多くの携帯電話やスマートフォンのメーカーは、「携帯電話やスマートフォンは体から離して使うように」というアドバイスをしています。例えば、アップルのスマートフォン「iPhone 4」の安全マニュアルでは、「携帯電話を使って通話やデータ通信を行うときは、iPhone を体から少なくとも15㎜離した状態を保つ」という注意事項が記載されています。

子供の脳は電磁波に対して脆弱《ぜいじゃく》

１９９６年、米国ユタ大学工学部のガンジー博士は、携帯電話の発する電磁波の比吸収率（特定の生体組織が一定時間内に吸収する電磁波の熱量）が子供と大人でどう違うかを調査し、報告しました。下の表に示すように、５歳児の脳は成人の４倍以上の携帯電磁波の熱を吸収してしまい、また、５歳児の目は大人の約12倍の熱を吸収してしまうことがわかります。理由は簡単です。子供の頭蓋骨や皮膚が大人よりも薄いためです。この報告書が発表された後、さらなる携帯電磁波関連の研究を続けるための資金が集まりにくくなったそうです。米国では携帯電話業界の力が非常に強く、消費者より業界の利益が優先されてしまうからです。

成人と子供の電磁波の比吸収率
（周波数 1.9GHz、平均出力 125mW）
（1996 年、米国での調査）

	成人男性	10 歳児	5 歳児
脳内の比吸収率（mW/kg）	7.6	19.6	32.9
目の液体部分の比吸収率（mW/kg）	3.2	17.4	39.2

各国の携帯電話使用制限の実情

前述の事情を考慮し、英国政府は２００５年「16歳以下の子供の緊急時以外の携帯電話使用を控え、８歳以下の子供の携帯電話使用を禁止するように」と勧告し、携帯電話会社には、子供向け販売キャンペーンを中止するように求めました。この他に、フランス、ロシア、イスラエル、フィンランド、スウェーデンなどが、同じような勧告をしています。米国では、前述した事情で、使用制限の勧告はされていません。日本ではどうでしょうか。「今のところ、携帯電話使用と脳腫瘍などに有意な関連はみられない」という理由で、子供の携帯電話使用を制限すべきとの勧告は出さないというのが総務省の見解です。

日本は「予防原則」の考え方がほとんど受け入れられないというお国柄で、明確で科学的な証拠がなければ勧告はされないのが実情です。日本では水俣病公害問題などでもみられたように、消費者の保護よりも経済成長を優先して対策が遅れることがしばしば繰り返されてきました。国が自分らの健康を守ってくれると過信しない方がいいのではないでしょうか。

携帯電磁波から身を守る対策

ピッツバーグ大学がん研究所が、2008年に発表した『携帯電磁波の曝露《ばくろ》を少なくするための10の予防的手段』を紹介します。

①緊急時以外は子供に携帯電話を使わせないようにする。成長の途上にある胎児や子供の組織は脆弱で、大人よりはるかに電磁波の影響を受けやすいから。

②通話する時は、携帯電話を身体からできるだけ離す。5㎝離せば電磁波の強さは4分の1に、9㎝離せば5分の1になる。スピーカーフォン装置やヘッドセットマイクを使えば100分の1以

下になる。
③バスなど乗り物の中で使用しない。他の乗客に電磁波を曝露させることになるから。
④携帯電話を常時身体に密着して持ち歩かない。また、寝る時は枕元に置かない。特に妊娠中は厳禁である。そうしたいのなら、電源をオフにする。
⑤身体につけて持ち歩かざるを得ない時は、携帯の向きに気をつける。操作キーが並んでいる面を身体の側に向けるようにすれば、電磁波の曝露は少なくできる。
⑥通話時間が長くなればなるほど、身体への影響は大きくなるので、通話はできるだけ短くする。これは、コードレス電話でも同様である。
⑦携帯電話をあてる耳を右側、左側と交互に切り替える。また、電話をかける時は、相手が出てから携帯電話を耳に近づけるようにすれば、強い電磁波の曝露をある程度抑えることができる。
⑧電波の弱い場所や高速で移動している時などは通話しない。このような状況では、基地局との交信で最大出力の電波を頻繁に出すことになるから。
⑨できるだけ通話ではなく、メールで済ませるようにする。メールなら身体から携帯を離した状態で使用するので、曝露量が抑えられる。
⑩できるだけＳＡＲ値（人体に吸収される電磁波熱量の基準値）の小さい機種を選ぶ。各機種のＳＡＲ値はそれぞれのメーカーのホームページに公開されている。

以上のような対策を取れば、将来起こるかもしれない携帯電磁波の健康被害を予防できると思います。皆さん、ぜひとも実行して下さい。

スマホは学習面では子供たちの学力を低下させ、ネット依存やゲーム障害といった心の問題を引き起こします。さらに、携帯電磁波による脳の障害の恐れもあります。少なくとも小学生までの子供たちには、スマホを持たせず使わせないことは、私たち大人の責務のように思います。

（すずらん新聞第197号～199号　2018年8～10月発行）

コラム1

「すずらん新聞　第196号」2018年7月25日発行

※新聞記事からの転載のため、本文との重複箇所や年齢等も発行当初のまま掲載しています。

すずらん新聞

すずらん新聞 第196号
まえやま内科胃腸科クリニック
〒399-4117
長野県駒ケ根市赤穂
14632-4番地
TEL：0265-82-8614
FAX：0265-83-7388
e-mail：med-suzuran@muf.biglobe.ne.jp

『医療法人すずらんこの15年』

院長　前山　浩信

２０１７年12月９日、医療法人すずらんの忘年会がアイパル伊南で開催されました。クリニック、通所リハビリ「こもれびの家」、すずらん病児保育室のスタッフ総勢40名程の会でしたが、私にとっては思いもかけない贈り物がありました。クリニック開業15周年を記念して、私へのビデオレターです。クリニック、こもれびの家、病児保育室のスタッフ、私の師匠小出俊美さん、混声合唱団明日歌の団員の皆さんからのメッセージでした。私は15周年という節目を全く考えておらず、皆さんからの温かな言葉に、思わず涙があふれました。今回は医療法人すずらんの15年を振り返ってみたいと思います。クリニックにまつわることは看護師酒井師長、通所リハビリは武田理学療法士に語ってもらいます。

クリニック15年

2002年4月1日、『思いやりの医療、良質でわかりやすい医療、健康を保つ医療』をスローガンに掲げ、まえやま内科胃腸科クリニックは開業しました。クリニックに来るとホッとできる空間を目指して、待合室は高天井のゆったりスペースにし、クリニック周囲には緑を多くしました。スタッフは心のこもった応対をしてくれています。病院並みの検査機器をそろえて検査結果をその日のうちに伝える、口頭だけではなくクリニック独自の健康手帳や検査データに私のコメントを記してお渡しするなど、きめ細かな診療をしてきました。

その副産物が、患者さんの待ち時間が長くなることです。現在、予約の患者さんでは1時間から1時間半、予約外ですと2~3時間の待ち時間になっていますが、過去にはそれ以上の待ち時間が発生し、クレームは後を絶ちませんでした。2008年からの電子カルテの導入により、看護師にできるだけ患者さんからの問診内容をカルテに記載してもらうなど、私の診療業務時間の短縮化をはかり、ここ数年は待ち時間に対するクレームは少なくなったように感じます。おそらく、待ち時間が長くても私の診療スタイルに理解をしてくれる患者さんが、クリニックに通い続けてくれていると思います。感謝の気持ちでいっぱいです。

この規模で人間ドックを行っている診療所は珍しいと思います。病院で行われている内容と変わらず、開業以来費用は3万円のまま据え置きで、破格の安さになっています。1日1名の対応ですが、リピーターも多く、病気を予防する、健康を保つ意味で貢献できているのではないでしょうか。

さて、ここで下にある絵の説明をします。これは第2診察室に飾られていますが、第1診察室にも同じような女の子の絵があります。診察の際、多くの患者さんから「この絵は癒《いや》されるね～」と言っていただいています。実はクリニック開業の際、当時小学校2年生だった長女明佳（はるか）が描いてくれたものです。今思うと、この女の子は長女が自分自身を描いたもので、「パパ、お医者さん、がんばってネ」というメッセージだったような気がしています。その長女は今24歳、医学部6年生です。来春には医師になる予定で、最近になって胃腸科を専攻するということを知りました。私から医者になることを勧めたことは一度もありませんし、まして私と同じ胃腸科を専攻して欲しいと願ったこともありません。正直驚いています。「子は親の背中をみて育つ」なのでしょうか。嬉しいものですね。

内視鏡実績についてお話しします。この15年間で胃カメラは１万８４８０件、大腸カメラは９３１４件行いました。入院なし

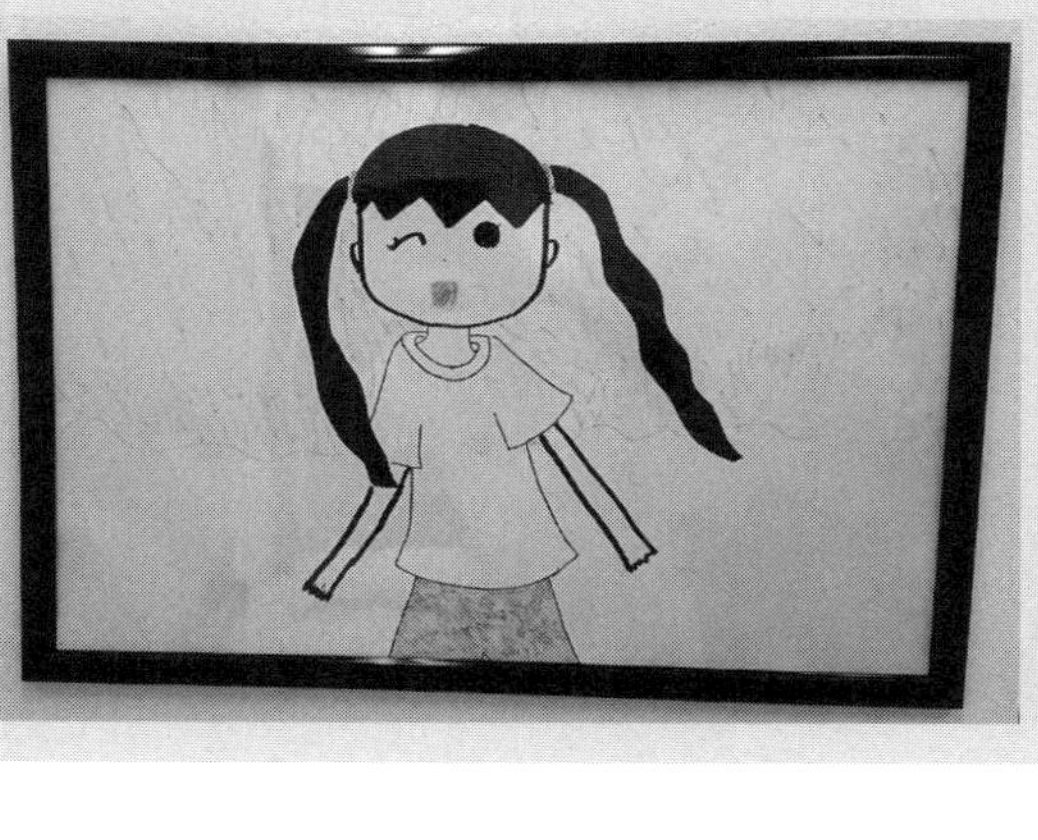

で日帰りで大腸ポリープを内視鏡的に切除できる長野県では数少ないクリニックですが、15年間で6744件の大腸ポリープ切除術を行いました。出血によるショック（血圧低下）は十数例程あったでしょうか。昭和伊南総合病院や伊那中央病院へ入院になった例は5例程あったかと思います。穿孔例（大腸の壁に穴をあける）、死亡例、手術に至った例はありません。開業医が入院なしで行うのは大きなリスクがあります。冷や汗をかく場面もありましたが、この15年で私も技術的に大きく進化しました。看護師はびくびくしながら、私の内視鏡処置の助手を務めてくれました。よくぞ私についてきてくれたと感謝しています。今は仏のようになった私のもと、日々楽しく助手をしてくれています？？？

子供への思い

私は5人の子宝に恵まれました。今は4歳9ヶ月と1歳8ヶ月の男の子と暮らしています。56歳になる私にとってあまりに小さな子供たちです。大きな責任を感じます。トライアスロン、フルマラソンからは手を引きました。7時間の睡眠時間を取って、家内には食事内容に気を配ってもらい、健康管理はきちんとしているつもりですが、アルコール摂取量はまだ多いかもしれませんね（反省！）。

2016年2月より育児支援としてクリニック2階で『すずらん病児保育室』を立ち上げました。待ち時間が長い当クリニックでは、お子様の受診には敬遠されてきましたが、小児診療の機会が増えました。発達障害のある子供、母子家庭の子供、虐待されている疑いのある子供……自分の子供にも発達障害があり、そんな中で私の子供たちへの思いが深くなっていった気がしています。２０１７年５月より看護大学生のボランティアによる無料学習塾『すずらん放課後学び塾』を開始しました。２０１８年５月からは宮田村小中学校の発達障がい児を対象にした放課後等デイサービス『宮田わくわく学び塾』を立ち上げました。スローガンは「わくわく笑って、ワンダフルに変身」です。子供の改善を目指すには、親御さん自身が変わらなければなりません。私もまだまだですが、自分の息子と共にワンダフルに変身すべく日々努力しています。そんな私の現在進行中の子育ての経験のお話をしながら、宮田村の未就学の発達障害、あるいはその疑いのあるお子さんの親御さんとの懇談会を今月から始めました。

皆さんも虐待死した船戸結愛（ゆあ）ちゃんの報道には、胸が締め付けられる悲しみを感じたと思います。子供の権利や安全を守って、１人でも多くの子供たちが将来社会に貢献できる大人になれるように支援していかなくてはなりません。それには、地域社会全体で子供たちを育てていく意識、仕組み作りが必要と感じています。医療法人すずらんは、これまで通り、医療・介護で社会に貢献して参りますが、子供たちの未来を明るくするための取り組みにも積極的に関わっていきたいと思っています。応援をお願いいたします。

クリニック15年を振り返って

看護師　酒井　佳津子

２０１８年４月１日クリニックも16年目を迎えました。前回「10年を振り返って」という記事を書かせていただきましたが、そこから５年クリニックはどうなっているのでしょうか……？

受付けは、ベテランの小松さゆりを筆頭に、伊藤瑞希、福沢志穂と若い２人が、笑顔を絶やさず、抜群の接遇を持って目配り、気配り第一に患者様に接してくれています。看護師はというと、相変わらず、大原真美、青木静香、私酒井の３人で、日々右往左往バタバタしながら、電子カルテ、検査機器と格闘しながら頑張っています。電子カルテにも慣れ、情報を共有できるという点で検査や診療もスムーズに行えるようになりました。若い頃よりだいぶ穏和になった先生ですが、それでも１回の処置に１回はお小言を言われながら頑張っている大腸内視鏡検査、胃カメラ等は数年前よりも件数が減っては来ていますが、内容的には充実しており、ここでやって良かったという声に安堵と喜びを感じています。１人の医師が、外来をやりながらなので内視鏡検査には限りがあり、是非当院でという方でも希望に添えない場合もあり、申し訳ないとは思いますが、了承して頂きたくよろしくお願い申し上げます。

検査技師はというと、２０１４年「パパが私にクリスマスプレゼントくれたの」と爆弾発言した後、出産の為休業した木下和美の代わりに、放射線技師兼、超音波検査技師の重盛博一が勤務し、レントゲン、ＣＴ、超音波検査を担当しています。２００６年に取り入れたＣＴ検査が、約８１００件となりました。以前は先生が診察の間に撮影していましたが、技師が撮影してくれるため先生も診察に専念でき助かっていると思います。そして体調不良を訴え来院した患者様の異常の早期発見、早期治療に役立ち、異常がなかった患者様は安心して帰院することができているのではないかと思います。現在、子育ての為に休んでいた木下も復帰し、2人で検査を行っていますが、今後ますますＣＴ、超音波検査等充実するといいなと思っています。

２０１６年2月、「安心　あったか　あずけて元気」をスローガンに、クリニック2階で「すずらん病児保育室」が始動し約2年半が経ちます。「ここの保育室が大好きで」という声も聞かれ、まさにスローガン通りの保育室になっていると思います。今後も安心、安全を心がけ、微弱ではありますが保育室の手助けができればと思っています。

クリニックも16年目を迎え、私たちを頼って来院してくれる患者様に、適切な検査、処置、介助が出来る様心がけ、安心して帰宅でき、「ここを受診して良かった」と言ってもらえるよう、精いっぱいの努力をし頑張っていきたいと思います。今後もますます当クリニックを可愛がっていただきたく、どうかよろしくお願いいたします。

通所リハビリ『こもれびの家』開所から10年を振り返って　理学療法士　武田　哲哉

開所当初はクリニックの2階から始まり、1日に利用される方が多くて5人程のとても小規模な施設でした。開所した同年冬には現在の施設が完成し、その後の増築を経て、現在は1日30名程の方が利用される大きな施設（他の通所リハビリに比べると小規模ですが）となりました。現在利用されている方の中には、クリニック2階で行っていた当時から来所して下さっている方も数名いらっしゃいます。多くの方が利用されるようになった背景には、リハビリへのニーズが高まっていることは元より、当施設での取り組みが地域でご理解を頂き、必要とされる施設となって来つつあるのかと自負し、その使命を少しでも多く果たすことができるよう、職員一同、日々取り組んでいるところです。開所から10年の間に世の中では高齢化や社会保障費増大の問題が進行し、通所リハビリのあり方を変化させなくてはならない流れがありますので、この場をお借りして少々説明させて頂きたいと思います。

開所当時の通所リハビリでは、通所介護でも行われている集団体操やレクリエーションなどの活動、入浴介助サービスに加え、より丁寧な個別でのリハビリを受け、現状の生活状況の維持を図りながら、利用日1日を楽しく過ごすといったことが主体で行われていましたが、徐々にリハビリ本来の目的である『自立支援』を強く求められるようになってきました。わかりやすく言うと、リハビリを行っていくことで利用者さん自身が行える動作や活動が増えたり、ご家族が行う介助が楽になったりと、可能な限りできることを増やすということです。この思考は通所リハビリの専門職だけが考えていくものではなく、リハビリを行っていく利用者さんご本人やご家族、ケアマネージャーやヘルパーなど、全ての方々が共通した認識を持ち、リハビリに臨んでいく意識が重要となってきます。現在しばしば問題に取り上げられている介護労働力の減少や介護離職の問題を踏まえると、このリハビリという考えは今後ますます重要となってくるものと思われます。かつて行われていたような『受身のリハビリ』ではなく、『していくリハビリ』という考えを、是非ご理解頂ければと思います。

リハビリで運動を行っていても、身体機能の改善にはどうしても限界がありますし、特別な病気がなくとも老化による身体機能の低下を完全に止めることは、現在では難しいとされています。身体機能を元に戻すことは難しくても、それを補うための福祉用具の活用や、身体状況に合わせた生活環境の変更は、自立を目的としたリハビリの大切な要素の一つです。「こんなものを使わなくても、いつかは自分でできる」という気持ちを持つことも大切ですが、ご本人やご家族それぞれが安全に不安なく自立した生活を送るためにも、新しいものを取り入れ変化を受け入れるという柔軟な思考を持つこともとても重要なことです。通所リハビリ『こもれびの家』では今後もこのような社会情勢も踏まえつつ、地域のニーズに合わせたサービスを提供していきたいと考えています。今後ともどうぞよろしくお願い致します。

第5章　腸内細菌叢《そう》が健康をつくる

私は胃腸科専門の医者ですので、便通の不具合で患者さんをみる機会が多いのは当然です。食生活の指導や薬物投与で改善できる場合が多いのですが、中にはなかなか上手くいかない場合もあります。どうしてだろう？　以前から思っていた疑問に、ヒントを与えてくれる本に出会いました。パールマター博士著、「腸の力であなたは変わる」です。次章で引用する「いつものパンがあなたを殺す」という本も同じ著者によるものです。私が読んでも少し難しい内容ですが、私の経験も交えながら、分かりやすく紹介します。

マイクロバイオームとは？

私たちの体には、自分自身の細胞数の十倍もの大量の数の生物、なんと約百兆個！の細菌がすみついており、体の内側も外側も、口や鼻、耳、腸、性器、皮膚などすみずみまで覆いつくしています。細菌だけすべてを体から引き離すと、約2リットルの容器を満たすほどです。こうした細菌は大半が消化管（口から食道、胃、十二指腸、小腸、大腸、肛門にいたるクダ）をすみかとし、人間の健康のあらゆる面を支配し、支えていると考えられています。この複雑な体内環境を「マイクロバイオーム」と呼んでいます。「マイクロ」は微細な、「バイオーム」は大きなすみかという意味です。このマイクロバイオームの状態が健康長寿のカギではないかと、医療の最先端での研究が行われているそうです。マイクロバイオームは、免疫機能、解毒、炎症、栄養の吸収などの生理行動、さらに気分や性欲、認知力や意識の明瞭さにまで影響するといいます。つまり、身体的にも感情的にも、私たちの健康に関することすべてがマイクロバイオームの状態で決まるということです。

腸内フローラの働き

人間の腸内には一万種類以上の細菌がすんでいると考えられています。これらの細菌たちが腸内で織りなす生態系を花畑のように見立てて、「腸内フローラ」（腸内細菌叢）と呼んでいます。腸内フローラは、心臓や肺、肝臓、脳と同様に、独立した一器官に相当する大切な働きをしています。以下に腸内フローラの働きを列挙します。

①栄養分の消化と吸収を助ける。

②体にとって有害な細菌、ウイルス、寄生虫などの侵入者に対して、自然のバリアを構築している。
③食物とともに体内に入ってくる多くの毒素を中和している。
④特定の免疫細胞をコントロールして、体が自分の組織を攻撃する自己免疫を防ぐことで、体内の免疫の働きを助けている。
⑤体内で働く大切な酵素や物質、ビタミン、神経伝達物質を含む「脳に必要な物質」を生成して放出する。
⑥内分泌腺（ホルモン）のシステムへ働きかけ、ストレスを取り除く力をつける。
⑦良質な睡眠を促す。
⑧さまざまな慢性疾患につながる「炎症」が伝わる経路を制御する。
これだけの大切な働きをしている腸内フローラですから、その善し悪しで健康が大きく左右されることはお分かりいただけると思います。

マイクロバイオームの将来を決める分娩・栄養

私たち人間は誰でも母親の子宮内ではほぼ無菌の環境にあります。胎児は産道を通過する時に、膣内の細菌に接触し、さらに、母親の肛門付近の糞便とも接触して、胎児のマイクロバイオームが発達し始めると考えられています。そして、母乳で育てられるか、人工栄養で育てられるかによって、新生児のマイクロバイオームは大きく変化します。

帝王切開で生まれた新生児と、自然分娩で生まれた新生児を比較した、いくつかの研究があります。２０１３年に発表された研究では、幼児の腸内フローラの乱れが、将来のアレルギーや喘息、癌などさまざまな炎症や免疫疾患の原因になっていると報告されました。経膣分娩に対して、帝王切開で生まれる子供では、アレルギーのリスクが５倍に増加、注意欠陥多動性障害（ＡＤＨＤ）のリスクが３倍に増加、自閉症のリスクが２倍に増加、肥満のリスクが５割増加、糖尿病のリスクが７割増加という統計結果が得られています。

帝王切開で生まれた子供や人工栄養で育った子供では、腸内フローラを変化させてしまう可能性があるわけです。しかし、悲観する必要はありません。実は、私は人工栄養、私の弟は帝王切開後に人工栄養で育てられました。幼少時、私は便秘症、弟は下痢症でしたが、成長とともに普通便となり、今まで大病なく暮らしています。私の両親が食べ物に関して、好き嫌いを許さず、何でも食べさせられたこと、私どもが成長期の頃にはコンビニ食を食べる機会がほとんどなかったことなどが、良い腸内フローラを作っていったのだと思います。

「清潔すぎる」という弊害

近代において、人類はさまざまな感染症と闘ってきました。ペスト、天然痘、コレラ、チフス、マラリア、結核など死の病と言われてきた病気を、ワクチンや抗生物質の開発により克服してきました。現代の生活環境は衛生的で、無菌化が図られています。子供たちは泥んこ遊びをしなくなり、以前、学校や公園では当たり前だった砂場も、非衛生的という理由で、見られなくなりました。ところが、この無菌化している昨今の生活環境が、現代病を生んでいるのではないかという研究結果が報告され始めています。

スタンフォード大学の研究では、腸内細菌の栄養になる食物繊維が少ない西洋型の食事により、細菌の種類や、腸内細菌が食べ物を代謝したり発酵させたりした時に発生する有益な二次発生物質

腸内細菌はライフスタイルによって変化する

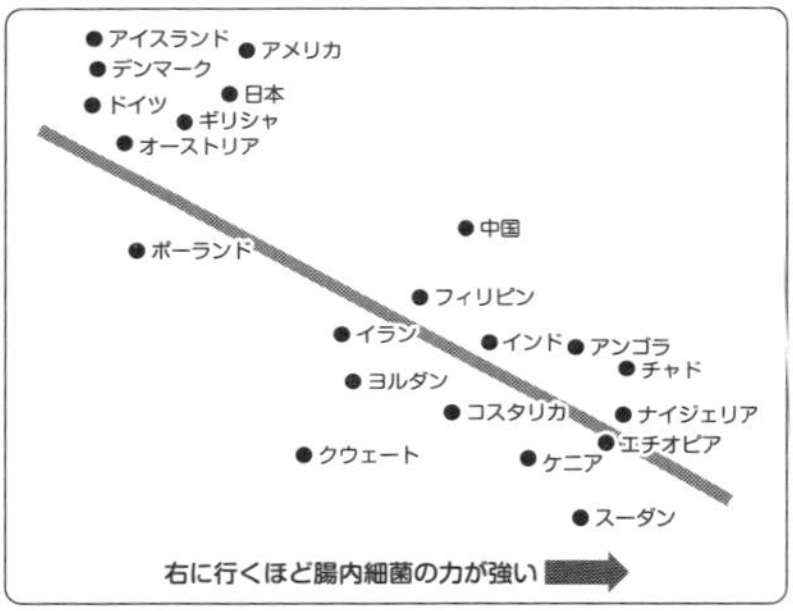

豊かな都会ほど、
アルツハイマー病のリスクが大きい

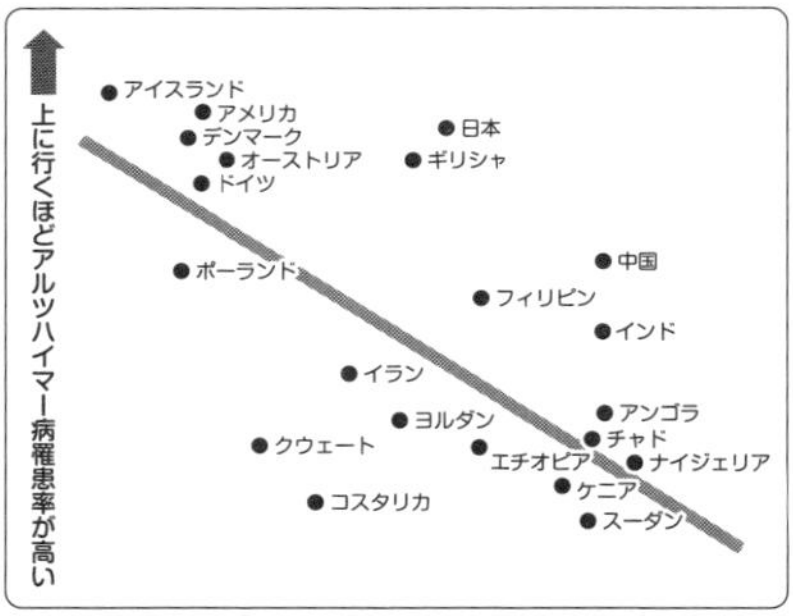

の種類が減少していると報告しています。前ページの上図に示した通り、非衛生的な国ほど、腸内細菌の力は強いのです。2013年に発表されたケンブリッジ大学の研究では、次のような結果が報告されています（前ページの下図）。平均寿命を加味すると、この研究結果には疑問もわきますが、衛生状態が低い水準の国々ほど、アルツハイマー病の罹患率が低い、一方、衛生状態が良い国ほど、アルツハイマー病の罹患率が上昇しています。また、以前の研究ですが、同一国では、田舎より都市部の方が、アルツハイマー病の罹患率が高いという報告もあります。

パールマター博士は、「人類は何百万年ものあいだ細菌とともに進化し、細菌は私たち自身の細胞と同様に、人間が生き延びるために重要なもの。残念ながら、人間は今、腸内細菌たちをまるで不法入国者のようにあつかっている。今こそ、腸内細菌たちに市民権を与え、彼らの働きに報いるべき。」と述べています。

「プロバイオティクス」が豊富な食品を選ぼう！

「プロバイオティクス」という言葉は、ヨーグルトを紹介する記事で見かけたことがあるかもしれません。プロバイオティクスとは、人体にいい影響を与える細菌が豊富な素材のことです。1908年にノーベル生理学医学賞を受賞したメチニコフという科学者がいます。メチニコフは、ブルガリアの農民の寿命と、彼らの発酵乳製品の消費量の相関関係に気づき、乳酸菌が人間の健康に有益であると考えるようになりました。「発酵菌を培養したものを経口摂取すると、良性の細菌を腸に植え付けることができる」と、1世紀以上も前に述べています。彼の著書は先進性が高く評価されていて、この中で著しく長寿の人々が、発酵食品とケフィアと呼ばれる発酵乳製品を常食していたことを詳細に記しています。ここで大切なのは、「常食」です。良い細菌を摂取しても、2、3日すれば腸内から消失してしまいます。毎日摂取することで、良い腸内フローラを保つことができます。

有益な細菌を「プロバイオティクス」と名付けたのはメチニコフです。ずばり、発酵食品がプロバイオティクスの供給源になります。おもな発酵食品を以下に紹介します。

①生菌入りヨーグルト…さまざまなブランドのヨーグルトが乳製品コーナーにあふれています。ラベルの成分表示をみて、砂糖や人工甘味料、香料がたっぷり入っている商品（つまり食べやすいもの）は避けましょう。乳製品に過敏な人には、豆乳ヨーグルト、ココナッツヨーグルトがお勧めです。

②ケフィア…私は食べたことがありません。ヨーグルトによく似た発酵乳製品で、ケフィアの種菌と、ヤギ乳を混ぜ合わせた特殊な食べ物だそうです。

③キムチ…カルシウム、鉄、ベータカロチン、ビタミンA、C、B_1、B_2も豊富で、最高のプロバイオティクスです。

④納豆…日本食の定番ですね。良質な蛋白質、食物繊維、ビタミンB群を豊富に含み、血液をサラサラにする「ナットウキナーゼ」という酵素を含んでいます。納豆キムチは、最高の健康食品といえます。

⑤ピクルス…最も基本的な天然のプロバイオティクス。ピクルスにすると、普通の果物や野菜、ニンジンであっても特別なものになります。自分で作る時も、できた物を買う時も、プロバイオティクスとしての恩恵を受けられるのは、酢漬けではなく、塩水に付けた低温殺菌していないものに限られます。

その他、「腸の力であなたは変わる」では、ザワークラウト（キャベツを発酵させたもの）、テンペ（インドネシア発祥、大豆をテンペ菌で発行させたもの）などが紹介されていました。米国人が著した本ですので、納豆は外れていました。日本なら、ヨーグルト、キムチ、納豆、ぬか漬けくらいで十分かと思います。

「プレバイオティクス」が豊富な食品も摂ろう！

「プロ」ではなく、「プレ」バイオティクス……話がややこしいですが、説明します。プレバイオティクスとは、腸内細菌が好んでエサにして、その成長やエネルギーになる食品のことです。プレバイオティクスには、3つの特徴が求められます。第1に、胃酸にも酵素にも分解されず、胃を通過できるもの。第2に、腸内細菌が発酵または代謝できるもの。第3に、その働きが健康にいいもの、この3つです。この性質を持っているのが、オリゴ糖です。『オリゴに感謝』は伊那市の「寒天パパ」（日本で出荷量第1位の寒天企業）のキャッチフレーズです。オリゴ糖には前記3つの性質の他、甘みはあるのですが、カロリーとして体内から吸収されにくいため、血糖があまり上がらないという性質があります。

オリゴ糖を多く含んでいる食品としては、豆腐、納豆、豆乳などの大豆製品、玉ねぎ、ねぎ、キャベツ、ゴボウ、アスパラガス、じゃがいも、ニンニク、トウモロコシ、枝豆といった野菜類、果物ではバナナなどがあります。納豆は、プロバイオティクスで、かつプレバイオティクスな食品ですので、毎日摂取すべき食品かと思います。

炭水化物を減らした食事にしよう！

私たちの祖先は、野生動物や季節の野菜、たまにとれる果実を食料としてきました。炭水化物が食事に占めた割合はわずか5％と考えられています。これに対して現代人では、食事に占める炭水化物の割合は60％にも及んでいます。非衛生的な環境にあるアフリカ諸国の人達の方が、腸内細菌の力が強いことを紹介しました。この本では述べられていませんが、アフリカ諸国の方々の食事の方が、古代人の食事に近い、つまり炭水化物の摂取量が少ないのかもしれません。

現代人の西洋型の食事は、穀物と炭水化物が中心になっています。なぜ体に良くないのか？　それは、血糖の急激な上昇を招き、腸内フローラに損傷を及ぼすからです。さらに、穀物に多く含まれているグルテンが脳に炎症を引きおこすことを、パールマター博士は強調しています。

天然の果物や野菜からの繊維質に富んだ食事は、善玉菌にエサを与え、腸内環境の適切なバランスを保ち、腸壁を守ってくれます。グルテンの少ない食事は、腸内環境をさらに良くし、脳の機能も改善してくれます。具体的には、土で育った繊維の多い果物や野菜をメインディッシュにして、パン、麺類、パスタ、焼き菓子類、シリアルなどのグルテンが多い炭水化物食品を控えめにするということです。

ここまで、健康な腸内環境を作るコツ3つをお話ししました。①プロバイオティクスが豊富な食品（ヨーグルト、納豆、キムチなど）を選ぶ、②プレバイオティクスが豊富な食品（オリゴ糖を含んだ食品）を選ぶ、③炭水化物を制限する、です。ここからはその他のコツなどにつきお話しします。

赤ワイン、コーヒー、紅茶もお勧め

私の大好きな赤ワインには、レスベラトロールというポリフェノールが含まれています。ポリフェノールには強力な抗酸化作用（体の老化を遅らせる作用）があり、適量な赤ワインの摂取（1日にグラス1~2杯）の摂取は老化を遅らせ、脳の血流を高め、脂肪細胞の発達を阻害する働きがあることが分かっています。さらに、スペインの研究者たちは、腸管内外での炎症を引き起こす物質の出入りを減少させること、ビフィズス菌が多量に増加することを発見しました。アルコールを楽しむなら、ぜひとも赤ワインがお勧めです。あくまで適量ですが！

コーヒーには赤ワインに匹敵する多くのポリフェノールが含まれています。腸内フローラのバランスを保つ働きもあり、また、ある特定の遺伝子経路を刺激することで、抗酸化物質をたくさん作ることも分かっています。ただ、コーヒーには利尿作用や興奮作用のあるカフェインも多く含まれており、飲み過ぎは脱水や夜間不眠を招くので注意が必要です。

紅茶に含まれるポリフェノールは、腸内フローラの多様性にいい効果があります。また、ビフィズス菌を増やし、同時に腸内の有害なクロストリジウム種（ある特殊な腸炎の原因になる細菌叢です）を抑えることも分かっています。ただ、コーヒーと同様に紅茶にもカフェインが豊富ですので、摂取し過ぎは要注意です。コーヒー、紅茶ともにカフェイン抜きの物もありますので、それらを飲むのもいいかもしれません。先日、カフェイン抜きのコーヒーを飲んでいる患者さんからは、少し風味が落ちるとの話がありました。でも、健康を考えるならカフェイン抜きがお勧めでしょう。

水道水はろ過して飲む！

水道水に含まれる次亜塩素酸（塩素）などは、腸内の善玉菌を壊してしまう化学物質です。皆さんご存じのように、塩素には殺菌作用がありますので、腸内の細菌も殺してしまうことは分かるかと思います。蛇口にフィルターを設置したり、フィルター付きのピッチャーを使うだけでも効果的です。どんなフィルターを選んでも、有効使用期間を守って取り換えることが大切です。

腸内フローラや健康な脳の働きを乱す環境化学物質との必要な接触を避けることもまた大切です。例えば、

①殺虫剤や除草剤を最小限に抑えて作られている地元の食材を選ぶ、
②缶詰、加工食品、出来合いのお惣菜は最小限に抑える（添加物、保存料、着色料、香味料などの人工的な成分が含まれている）、
③食品をプラスチック容器に入れて電子レンジで加熱せずガラス容器に移し替えて加熱する（有害な化学物質が放出する恐れがある）、
④プラスチック製の水筒は避け、ステンレス製かガラス製のものにする、
⑤室内はよく換気し、空気清浄機を使用し、エアコンや暖房器具のフィルターは３～６カ月ごとに交換する、などです。

細かなことですが、塵も積もれば山となるので、注意が必要です。

腸内を元気にするサプリメント4つ

①ＤＨＡ

青魚に多く含まれている油です。ＤＨＡはオメガ3脂肪酸で、脳内のオメガ3脂肪の9割を占め、神経細胞（ニューロン）膜の重量の5割はＤＨＡで構成されています。ですから、ＤＨＡは脳の働きを守り、脳の働きを良くする成分といえます。同じく青魚に多く含まれているオメガ3脂肪酸であるＥＰＡと一緒に摂取することがお勧めです。ＥＰＡ／ＤＨＡ製剤は中性脂肪を下げるための薬としても投与することがあります。私もいつも服用しています。

②ウコン

ウコンはショウガ科に属し、カレー粉を黄色くする香辛料で、ターメリックとも呼ばれています。中国やインドにおいて、ウコンはさまざまな病気の自然療法に何千年にもわたって用いられてきました。抗炎症作用、抗酸化作用の他に、腸内細菌の健康なバランスは維持することが知られています。ウコンも私が常用しているサプリメントです。

③ココナッツオイル

ココナッツオイルは中鎖脂肪酸という油を多く含んでいます。中鎖脂肪酸は肝臓で代謝されて「ケトン体」というエネルギー源に変わります。脳は通常ブドウ糖をエネルギー源としていますが、アルツハイマー病などの神経変性疾患ではブドウ糖が使われにくくなります。そうなると、脳はガス欠状態となりますが、ブドウ糖に変わるエネルギー源「ケトン体」により、脳が再び働き出すと考えられています。認知症の患者さんにココナッツオイルを積極的に摂取させることで、認知機能が回復したという報告が国内外で発表されています。１日大さじ１～２杯をそのまま摂取しても良いし、熱に強いのでサラダ油の代わりにも使えます。ただし、ちょっと高価ですので、料理油として使うのは難しいかと思います。私はコーヒーに混ぜて飲んでいます。

④ビタミンＤ

ビタミンＤは肌が日光の紫外線に触れる時に肌で作られる物質で、一般的には腸内でのカルシウムの吸収を高めるものとして知られています。骨粗しょう症の患者さんに、日光に当たりながらの散歩を勧めるのはこのためです。最近の研究で、ビタミンＤが脳内で※フリーラジカルから神経細胞を守り、炎症を抑えること、さらに、腸内細菌が体内のビタミンＤ受容体を活性化することも分かっています。サプリメントとしてビタミンＤを摂取することもお勧めです。

※（注釈）フリーラジカル……通常はペアを組んでいる電子の片方がなく、不安定になっている原子・分子のこと。反応性が高く、体内では有害な作用をもたらす。

抗生物質の不要な服用は避ける

これは医師である私に対する命題でもあります。感染症の９割はウイルス感染と言われています。

小児診療のインフルエンザ、水ぼうそう、帯状疱疹などのウイルス感染症には有効な抗ウイルス剤がありますが、その他の一般的な風邪はほとんどウイルス感染で、効果的な薬はないのです。血液検査をして白血球が上昇していれば細菌感染の可能性が高いので、躊躇せず抗生物質（細菌をやっつける薬）を投与しますが、そうでなくても念のために抗生剤を投与する医師（私も含めて）が多いかと思います。幼少時から風邪をひく度に抗生剤を服用することは、腸内フローラを乱し、将来にさまざまな病気を招く可能性が高いとパールマター博士は述べています。

当クリニックでは2016年2月より病児保育を行っています。丁寧な診察がモットーの当クリニックは待ち時間が長いため、お子さんの受診には敬遠されていましたが、以前よりは小児診療の機会が増えました。そんな中、すずらん病児保育室をよく利用してくれるお子さんの母親（看護師）で、子供の病気への投薬を全く拒否される方がいます。人間には自然治癒力があるわけですから、その力を信じて必要のない薬物投与は避けるべきとのお考えかと思います。念のためと思ってお薬を出してしまう私ですが、見習わなければと思う部分もあります。

パールマター博士は、感染症に対する抗生物質の使用を否定しているわけではありません。必要があって抗生物質が投与された時には、意識してプロバイオティクスの豊富な食品（ヨーグルト、納豆、キムチなど）を多めに摂取して、健康な腸内フローラを維持することを勧めています。

（すずらん新聞第１７２号〜１７４号　２０１６年７〜９月発行）

第6章　グルテン過剰摂取警報

三大栄養素と言えば、炭水化物、タンパク質、脂肪ですが、炭水化物の多い食品と言って、皆さんの頭に浮かぶのはどんな食品でしょうか。ご飯、パン、麺類などですよね。ここで、旧石器時代と現代で、食事の栄養源がどれだけ違っているのかをグラフで示します。一目瞭然！　大きな違いは炭水化物摂取量の差です。旧石器時代では、炭水化物の摂取量は全体の5％、一方、現代では60％に及んでいます。さて、旧石器時代になくて、現代にある病気と言えば何でしょうか？　心臓疾患、糖尿病、認知症、うつ病、肥満などです。現代人は炭水化物を過剰に摂取することでさまざ

旧石器時代の食事

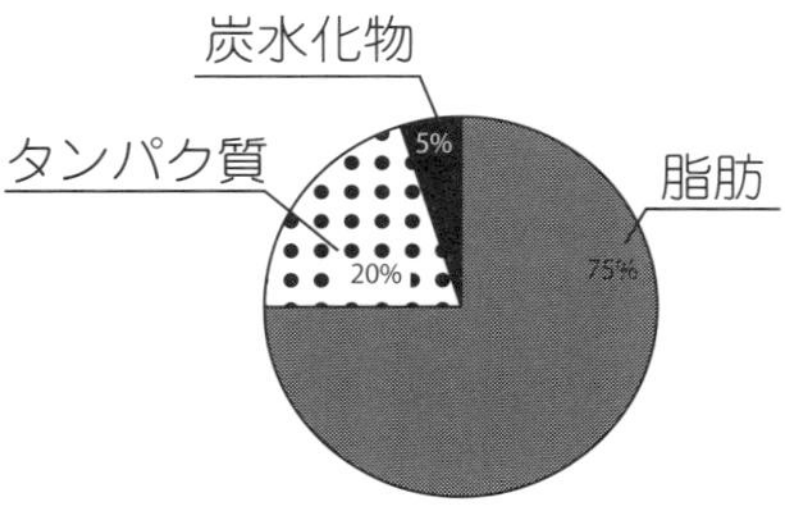

まな病気に悩まされている、特にグルテンの過剰摂取に警鐘を鳴らす書籍『いつものパンがあなたを殺す』をかみ砕いて紹介します。衝撃的なタイトルですが、米国の神経科医デイビッド・パールマターが著し、訳者は日本で１００歳健康法でおなじみの白澤卓二氏です。

過剰な炭水化物摂取が引き起こすこと

炭水化物は「糖質」と呼ばれることもある通り、体内に消化吸収されると血中でブドウ糖に変わり、体や脳の活動に欠かせないガソリン（エネルギー源）になります。このブドウ糖の代謝を調整しているのが、膵《すい》臓から分泌されるインスリンというホルモンです。インスリンは血中のブドウ糖を肝臓や筋肉に取り込むことで、血中のブドウ糖の値が高くならないように調整しています。現代人の食事は炭水化物にあふれていますので、血中のブドウ糖が高めになり、膵臓はインスリンをせっせと出し続けます。膵臓が疲れ果て、インスリンの分泌が低下し、血糖の上昇が抑えられなくなるのが糖尿病です。血液中の過剰な糖は、ガラス破片のように体の細胞を傷つけ、網膜症、腎症、神経障害などを引き起こします。さらに、糖尿病は免疫力を低下させ、感

現代の食事

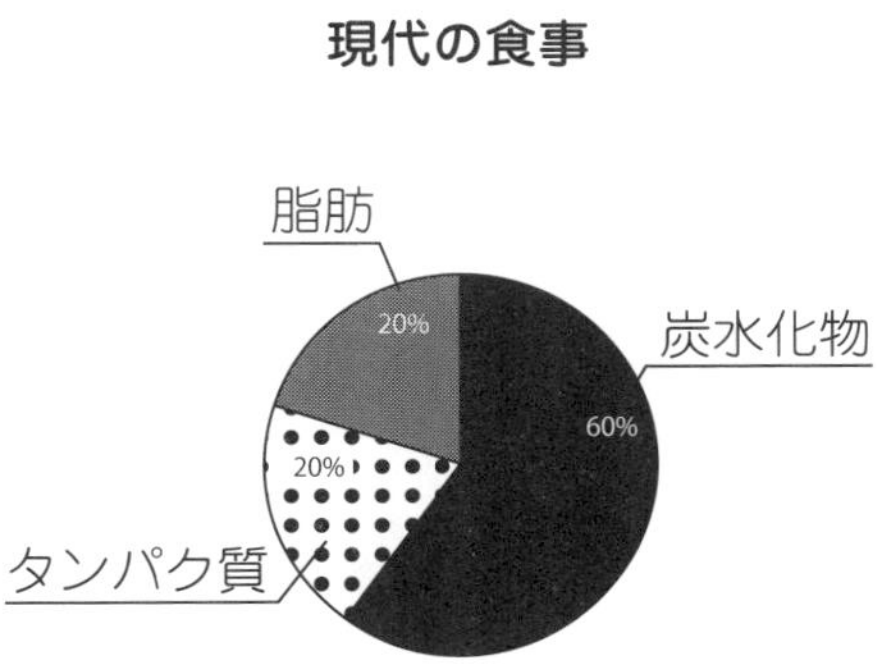

染症や癌を発症させやすくします。

体の中の細胞から見ると、血中のインスリンが過剰な状態が続くと、細胞表面のインスリンの受け取りが悪くなるため、ブドウ糖があまり細胞内に取り込まれないように変わっていきます。これが「インスリン抵抗性」と言われる状態で、これも血糖を上昇させることになります。さらに、インスリン抵抗性の状態が、脳でのアミロイド（水に溶けない繊維状のタンパク質）の沈着を促進し、アルツハイマー病の発症に関わることが分かってきています。最近、アルツハイマー病が第3の糖尿病と言われるようになった理由がここにあります。

１９９４年に米国糖尿病学会が米国民に対して、カロリーの60～70％を炭水化物で摂取するように勧告しました。日本でも糖尿病食での炭水化物の占める割合は同様の指導をしています。ところが、この勧告以降約10年間で、米国での糖尿病患者は倍増しました。また、２０１１年日本での60歳以上の男女１０００人の調査により、糖尿病患者ではそうでない人に比べて15年以内にアルツハイマー病を発症する可能性が2倍であることが分かりました。

もう一つ炭水化物の過剰摂取がやっかいなのは、体重増加につながりやすいことです。摂取した炭水化物がブドウ糖に変わると、膵臓からはインスリンが分泌され、ブドウ糖を肝臓や筋肉にグリコーゲンとして取り込みます。ところが、肝臓や筋肉にこれ以上のグリコーゲンが蓄積できなくなると、体脂肪に変わってしまうのです。古代人にはなかった肥満が現代人に多い理由がここにあります。パールマター博士は畜産農家の次のような例をあげて、炭水化物の過剰摂取に警鐘を鳴らしています。「考えてもみよう。多くの畜産農家が家畜に脂肪やタンパク質ではなく、コーンや穀物のような炭水化物を与え、太らせて出荷しているのだ」と。

グルテンの恐怖

グルテンはタンパク質の混合物で、粘着性のある物質として作用し、食べ物をふわりとさせます。水と小麦粉を混ぜて手でこねて丸め、そのかたまりを流水の下で洗い、デンプンとタンパク質を流してしまえばネバネバする物質が手に残り、グルテンを体感することができます。小麦などの穀物に含まれている他、ありふれた添加物としてアイスクリーム、ホットドッグ、ソーセージ、マヨネーズ、ケチャップ、チーズ、シロップ、ビールなど多くの食品に使われています。

グルテンに対する過敏症として「セリアック病」という自己免疫疾患があります。グルテンに対する異常な免疫反応で発生した自己抗体が小腸の上皮を攻撃し、慢性の下痢、腹痛、腹部膨満、栄養失調などを来す病気です。日本ではまれな疾患とされていて、私もセリアック病の患者さんをみたことはありません。セリアック病では消化器症状の他に、記憶障害、認知機能低下、てんかん、人格変化などの神経症状が現れることがあります。パールマター博士は神経科医であり、さまざまな神経症状の患者を診察する中で、原因不明の神経疾患を抱える患者の中にグルテン過敏症の患者がいることに気づきました。そこで、グルテンフリー（グルテン除去）の食事指導をして劇的に症状が回復した数例を著書の中で紹介しています。グルテン過敏症が関連する疾患として、注意欠陥多動性障害（ＡＤＨＤ）、アルコール性依存症、筋委縮性側索硬化症、自閉症、うつ病、糖尿病、関節リウマチ、心臓疾患、過敏性腸症候群、アルツハイマー病、統合失調症、パーキンソン病、てんかんなどを挙げています。パールマター博士はグルテン過敏症でなくても、現代人の健康、特に脳にグルテンが悪影響を及ぼしていると述べています。

グルテン依存の問題

グルテンは胃で分解され、血液脳関門を通過できるポリペプチド混合物になります。これが脳に入り込むと、脳のオピオイド受容体と結合し、感覚的な恍惚《こうこつ》状態を生み出すことが分かっています。ドーナッツ、スコーン、クロワッサンなどを食べた後に、もし急に楽しい気分になったことがあるなら、それは思い込みではないとパールマター博士は述べています。食品メーカーが製品の中に、できる限りたくさんのグルテンを詰め込もうとするのは当然で、多くの人がグルテンたっぷりの食品にやみつきになっていて、「グルテンは我々現代人のタバコ」と警鐘を鳴らしています。

これまでの内容を読んだ女性患者さんから次のような話がありました。「先生、困るわあ。私、パンやパスタやアイスクリーム大好きなのに。どうしたらいいの？」別の方は「先がそんなに長くないし、私は大好きなパンを食べ続けるわよ」と仰っておりました。昔、食品関連の会社を立ち上げた高齢の男性の方からは、「あの記事を読んで、私はパンを食べるのを一切やめましたよ。家内は食べ続けていますが……」などなど。この記事の反響の大きさには驚かされました。

血糖を急激に上昇させる食品とは？

現代人は炭水化物を過剰に摂り過ぎていて、それが糖尿病を始めとする生活習慣病を生んでしまっているというお話をしました。ここで、パールマター博士が医療関係者に講演する際に、4種類の食べ物のスライドを見せてから質問する、というお話を紹介します。その4種類の食べ物とは、①全粒小麦パン、②チョコバー、③精白糖大さじ一杯、④バナナです。質問は「もっとも血糖を急増させる食品は？」です。皆さん、どう思いますか？　③の精白糖だと思う方が多いかと思います。医療関係者でも正解される方はほとんどいないそうです。

ここでグリセミック・インデックス（GI値）を紹介します。GI値とは、炭水化物50gで比較するため、食品の量はぞれぞれで異なります。ある食べ物を食べた後に、血糖値がどのくらい急激に上昇するのかを計測した数値がGI値です。GI値はゼロから100までの範囲で、血糖を急激に上昇させる食べ物ほど高い値になります。純粋なブドウ糖のGI値を100としています。さて、前述の

4種類の食品で、1番GI値が高いのが①全粒小麦パン（GI＝71）です。意外に思いますよね。その他、高い順に言いますと、③精白糖（GI＝68）、④バナナ（GI＝56）、②チョコバー（GI＝55）となります。精白小麦で作ったパンのGI値も71で、全粒小麦なら体にいいと考えるのはやめるべきのようです。

パールマター博士は、「現代人にグルテン過敏症が増える理由は、今日の加工保存食品に含まれる多量のグルテンにさらされているばかりではなく、糖質（炭水化物）、炎症を促進する食べ物（マーガリン、ショートニングなどのトランス脂肪酸の多い食品）、環境有害物質（空気や土壌や水に含まれる体に悪影響を与える微量な物質）を過剰に摂取している結果でもある。現代人の脳においては、特に最悪の状況を生み出している。つまるところ、炭水化物は、私たちの体に害をなす成分の源なのだ。」と述べています。

「脂肪を蓄積せよ」という倹約遺伝子

古代人は食事のうち7割を脂肪から摂取していました。脂肪は人間の代謝にとって好適な燃料であり、人間の進化のすべてを支えてきました。だからこそ、私たちは過去２００万年に渡って、高脂肪の食事をしてきました。その後、わずか1万年ほど前に農業が行われるようになって初めて、食料として炭水化物が豊富に供給されるようになったに過ぎません。私たちはいまだに高脂肪の食事で生き抜いてきた狩猟採集民族の遺伝子を持っています。いわゆる「倹約遺伝子」です。長期におよぶ食糧不足に備えて、食料が豊かな時に脂肪を蓄えるように、体内にそのメカニズムが組み込まれています。この倹約遺伝子のおかげで、人間は食料が十分ある時に太ることができ、食料不足に備えることができました。

その後、食べ物が手に入れやすくなった時代においても、倹約遺伝子はなおも活発に働いています。この倹約遺伝子の指示を無視するように人間が進化するには、これから4万年から7万年かかるといわれています。倹約遺伝子は、やってこないであろう飢饉《ききん》に備えさせ、現代人に肥満を蔓延させ、糖尿病の患者を多くしています。さらに、現代人は炭水化物を過剰に摂取していますので、脂肪蓄積に拍車をかけているといえるでしょう。

脳が静かに燃えていくという恐怖

炎症といえば、蜂に刺されたところが痛むとか、風邪を引いて喉が痛いとか、膝や肘の関節が痛むとか、といったイメージがあります。こういった時に血液検査をすれば、炎症の程度を表すＣＲＰ値が上昇したり、白血球数が上昇したりといったことが起こっています。こういった炎症は体感できますし、客観的に数値として目に見えてきます。パールマター博士は「脳の炎症」という言葉を頻繁に使っています。私もどういうことか最初イメージができませんでした。博士の言う「脳の炎症」とは、脳炎とか脳脊髄炎といった急性のものではなく、アルツハイマー病、パーキンソン病、てんかん、自閉症、うつ病といった慢性的な脳の病気に起こっている、「静かに燃えている炎症」として説明しています。脳には体の他の部分と違って、痛みを感じる受容体がありませんので、人間は脳の炎症を感じることができない、だからこそ恐怖なのだと述べています。そして、この脳の炎症に深く関わっているのが、炭水化物やその一つであるグルテンの過剰摂取なのだ、という事が博士の一番の主張になっています。さまざまな研究データが示されていますが、紙面の都合上、ここでは割愛します。

炭水化物、グルテンを抑えた食事を考えよう！

欧米では日本と違ってパンが主食ですので、グルテン過敏の方が多いことは予想されます。日本の食品ではグルテンの有無の表示はありませんが、米国では今や当たり前で、ごく普通の食料品店でも「グルテンフリー製品」の品ぞろえは豊富のようです。過去数年で、米国で販売されたグルテンフリー製品の総額は爆発的に上昇し、業界全体では２０１１年に約６３００億円を達成し、なおも上昇を続けているそうです。このグルテンフリー食品への関心は、皆さんもご存じの世界ランキング1位のテニスプレイヤー、ジョコビッチ選手の話が火を付けました。彼は、２０１１年からグルテンフリーの食事を取り入れ、その後まもなく世界ナンバーワンに登りつめたのです。

この本の訳者、白澤卓二先生はあとがきで次のように述べています。「五十代の方は、学校給食で出されたコッペパンから始まって、パンを暴力的に浴びて育ち生きてきました。脳の働きをよくし、認知症を防ぐというこの二つの課題を同時にこなさなければならない五十代になっても、相変わらず炭水化物中心の食生活を続けていたら取り返しがつきません。」と。

五十代の方に限りませんが、パン、麺類、パスタ、焼き菓子類、シリアルなどグルテンが豊富な炭水化物食品は控えめにしたらいかがでしょうか。朝食がいつもパン食の方なら、米食に変えるのもいいかもしれません。グルテン過敏でなければ、グルテンフリー食にする程のことはないと思いますが、脳を守るという意味で、食生活を一考する必要はあるかと思います。

（すずらん新聞第１６１号～１６２号　２０１５年８～９月発行）

第7章　自律神経バランスと健康

すずらん新聞の紙面を大きく（A4→B4）し、皆さんからは「読みやすくなって良かったよ」との声をたくさんいただきました。診察中に、すずらん新聞について話をする事はよくあります。そんな話の中で、私がある患者さんに「書くネタを考えるのが大変でね」と話したところ、「それじゃあ、私の病気、パニック症候群を書いて下さいよ」と頼まれました。そこで考えを巡らして、「パニック症候群」のもとになる自律神経障害について書こうと思い至りました。

そんな折りに小林弘幸著の『なぜ「これ」は健康にいいのか？』を読む機会がありました。小林氏は順天堂大学医学部教授で、自律神経研究の第一人者として、数多くのトップアスリートや芸能人のコンディショニング、パフォーマンス向上指導に関わっています。また、多くの健康番組でのわかりやすい解説に定評がある方のようです。小林氏の一番の主張は「自律神経のコントロールができれ

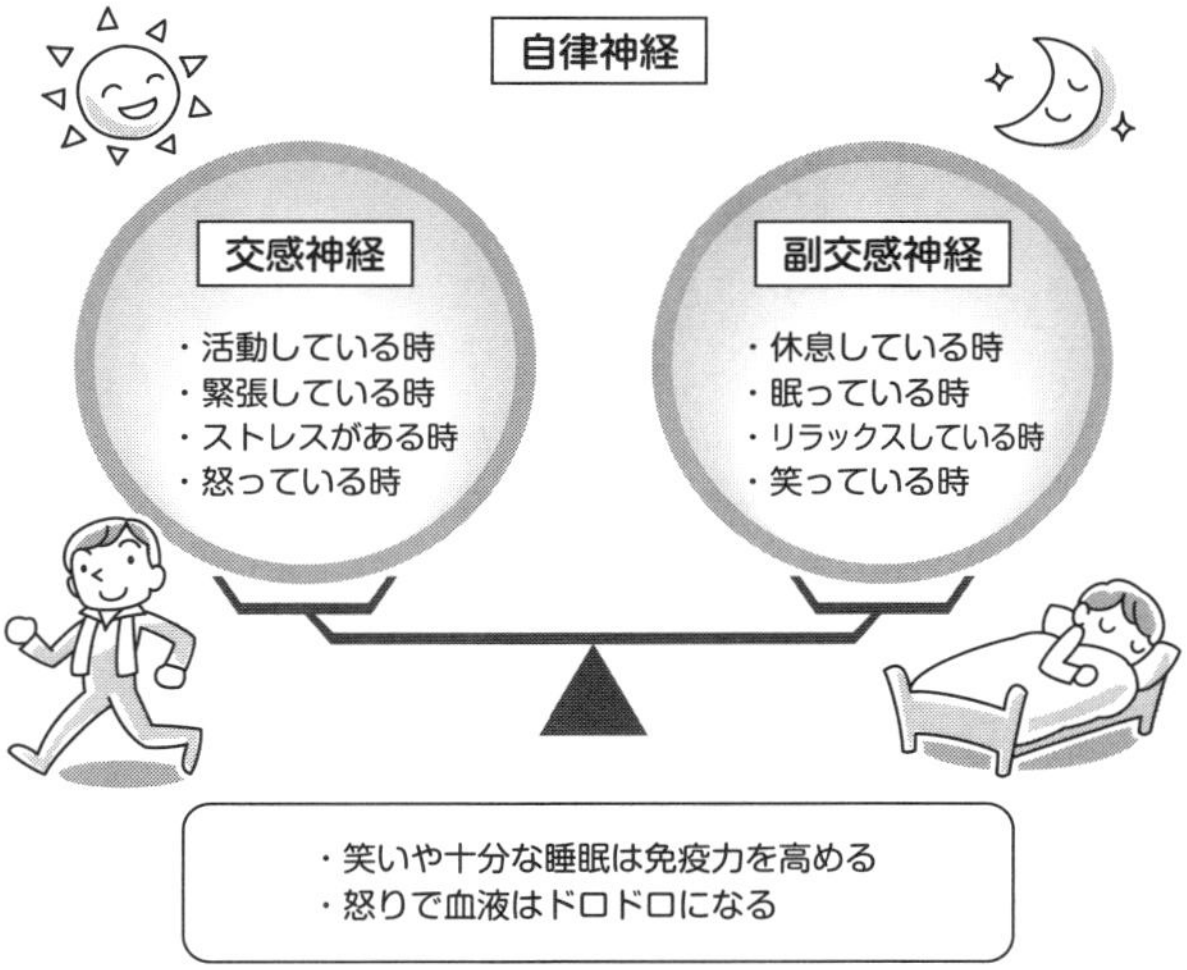

ば、誰もが自分の人生をコントロールすることができる」です。私にも大変参考になった本でしたので、『自律神経バランスと健康』と題して、そのエッセンスを紹介します。

自律神経コントロールが人生を変える！

さて、ここで自律神経の基本的なことを説明しておきます。私も病状を説明する時に自律神経という言葉をよく使います。「自律」とは自分をコントロールするという意味ですが、「自律神経」は意識しなくても自分の体をコントロールしてくれる神経系といつも説明しています。意識のない眠っている間でも、呼吸してくれるのは自律神経のおかげなのです。その他、体温調節、心臓の鼓動、腸管の動きなど、生命維持に重要な機能を担っているのが、自律神経です。

自律神経には交感神経と副交感神経の２つがあります。交感神経が体を支配すると体が活動的な状態になり、副交感神経が支配すると体はリラックスした状態になります。人間の体は活動的な日中は交感神経が支配し、夜リラックスする時には副交感神経が支配すると説明されてきました。しかし、小林氏は交感神経と副交感神経がきれいにスイッチすることで体が動かされているわけではなく、どちらかがやや優位というようなバランスのシーソー状態にあると説明しています。

自律神経がもっとも良い状態というのは、実は交感神経も副交感神経も両方ともに高いレベルで活動している時なのです。自律神経のバランスを意識的に整えられれば、すべてが良い方向に変わり、健康も維持できるし、ここぞという時に持てる能力を発揮できると述べています。

なでしこジャパンはＰＫ合戦をどうして制することができたのか？

２０１１年７月18日早朝、多くの皆さんが日本女子サッカーなでしこジャパンのワールドカップ決勝戦を観たのではないでしょうか。延長戦でアメリカに１点を取られても澤選手の後ろ向きでの奇跡的なゴールで追いつきました。ペナルティーキック（ＰＫ）合戦の前、なでしこジャパンの選手が円陣を組んだ時、佐々木監督はじめＰＫが苦手な澤選手以外の選手みなが笑顔でいました。私はこの笑顔を見た時、「勝てるぞ～」と思いました。ゴールキーパーの好守もあって、ＰＫ戦を制したなでしこジャパンは見事に世界一となりました。東日本大震災で苦難にある日本を勇気づける勝利であり、多くの人が国民栄誉賞に値すると思ったのではないでしょうか。嬉しい限りです。ちょっと興奮気味に書いてしまいましたが、なでしこジャパンの選手たちが土壇場で見せたあの笑顔が勝利を呼んだと思います。

小林氏は笑顔になると副交感神経が上がり、全身がリラックスして、心に余裕が生まれると述べています。実際に色々な表情をした時の自律神経の状態を計測したところ、心からの笑顔はもちろんのこと、口角を上げるだけの「作り笑い」でも副交感神経がアップし、脳がリラックスすることがわかりました。逆に、口角を下げる「しかめっ面」をしているだけでも交感神経がアップし、脳は緊張するのだそうです。小林氏は口角が下がっていると思ったら、意識的に口角を上げることを勧めています。口角を上げるだけで緊張が解けて、余裕をもった行動ができるようになるからです。

「笑顔で癌が治る」はウソではない！

「笑い」に話を戻します。笑いには体をリラックスさせて心に余裕をもたらす以外に、免疫力が高まることがわかっています。笑って副交感神経が上がると、免疫の中心であるリンパ球が活性化され、さらに癌細胞をやっつけるＮＫ（ナチュラルキラー）細胞も活性化されるのです。最近、「笑い」を取り入れる医療現場が増えてきていることもうなずけます。笑顔で癌が治るというのは、自律神経から考えると、あながち効果のないことではないようです。健康を維持するためにも、ここぞの時にパフォーマンスを出すためにも、そして人生を楽しむためにも、『笑うが勝ち』ということでしょうか。

怒れば怒るほど血液はドロドロになる

「笑顔」が自律神経のバランスを整える良い習慣だとすると、反対に交感神経を高め、自律神経のバランスを崩してしまう最悪の習慣が「怒り」です。よく「怒りに身を震わせる」といいますが、実際にあまりに怒ると手や体が震え、さらにひどくなれば倒れてしまう人すらいます。

こうした状態になるのは、交感神経が過剰に緊張し、血管が収縮するからです。血管が収縮すると、赤血球が変形したり、赤血球どうしがくっついたり、場合によっては破壊されるため、血液がドロドロになってしまいます。血液がドロドロな状態では、動脈硬化が進行し、血栓症も起こりやすくなります。怒りっぽい人というのは、ある意味で自分の寿命を縮めているともいえます。私もスタッフに怒ることなく、いつも心穏やかに診療できるように修行を積みたいと考えております。

時間に余裕を持たせることが自律神経を安定させる

仕事や趣味に忙しい私は、いつも時間が足りないなあと思いながら暮らしています。そのためか、何をするにしてもギリギリで行動することが多くなっています。起床は5時と早いのですが、7時20

分まで何かしら仕事をして、それから朝食、洗面を済ませて、8時からの診療をスタートさせるという慌ただしい朝を常としていました。出掛ける時も、定刻ギリギリに到着するような行動を取りがちです。

小林氏は外出する場合、常に30分の余裕を持った行動を心掛けているそうです。いつどんなアクシデントが起こるかわかりません。だからこそ、時間に余裕を持たせるのだそうです。時間に余裕があると心に余裕が生まれて、副交感神経が高まった状態を維持できます。たとえ予期せぬアクシデントが起きたとしても、正しい判断にもとづく最善の対応策がとれると述べています。

1日の大切なスタートである朝に、私ももう少し余裕を持たせるべきだと反省して、最近は少し早め早めの行動を取るように心掛けています。診察開始がスムーズであれば、患者さんの待ち時間の短縮にもなるし、スタッフもヤキモキせずに落ち着いて仕事ができるというものです。「そうだ！　そうだ！」の声が聞こえてきそうですね……

睡眠不足は自律神経の大敵

自律神経の研究家である小林氏は、睡眠の大切さを痛感させられるようです。こんな実験を紹介しています。鍼《はり》治療を受けるほとんどの人が、体が暖かくなるのを感じ、なかには気持ち良くなって寝てしまう人もいるようです。体温も実際に上昇しており、自律神経を測定すると、副交感神経が上がることがわかりました。ところが睡眠不足の人に鍼治療を行っても、副交感神経が上がらないのだそうです。では、なぜ睡眠不足だと副交感神経が上がらないのでしょうか？

自律神経には日内変動があり、普通は夕方から夜にかけて副交感神経のレベルが上がり、やや副交感神経が優位な状態つまり、休息する夜へ向けて心身がリラックスした状態となっていきます。ところが、徹夜で仕事をするなど本来なら副交感神経が優位になる時間帯に交感神経を刺激することばかりをしてしまうと、副交感神経が上がらないまま交感神経が上がる朝の時間帯に突入することになります。睡眠不足は1日中、副交感神経が上がらない状態を招き、自律神経のバランスを悪くしてしまうのです。自律神経のバランスが崩れると、全身の血流が悪くなるので内臓の機能も低下します。ですから、鍼治療に限らず、どんな医学的治療も、睡眠不足ではその効果は半減してしまうのです。昔から、『風邪は寝て治せ』と言われていますが、なるほどだと思えますね。

長時間寝ないで勉強や仕事をしていると能率が悪くなるのは、単に疲労だけではなく、血流の低下によって脳の機能が低下するからなのです。一つの判断ミスが多くの人命に関わるようなパイロットや軍の指揮官などは、きちんとした睡眠を取ることが業務として義務づけられています。

運動能力も、頭脳も、体の治癒能力も、私達の心身に関わる能力すべてにおいて本来の実力を出し切るには、まず最低限の条件として充分な睡眠を取ることが必要だということです。

朝食を抜くと自律神経のバランスが崩れる！

以前すずらん新聞で『快便が健康を作る』シリーズでも紹介いたしましたが、朝食を摂取することで大腸の大蠕動《ぜんどう》が誘発され、排便が促されます。これは「胃・結腸反射」と呼ばれ、食べ物の確保が不安定だった古代に役立った体内備蓄能力の一つです。〈新しい食べ物が入ってきた→古い方は出しても良いだろう〉という生物としての合理性から獲得した仕組みと考えられています。朝食を抜くことは、この腸蠕動のバランスを崩すことになり、便秘の原因となります。ジュースにバナナでも構いませんので、朝食は絶対抜いてはいけません。

小林氏は「1日3回の食事が体にいい」と述べています。食事をする最大の目的は、栄養を取り入れるためですが、3回食事をしなければ充分な栄養がとれないという意味ではありません。むしろ、現代人の多くは運動不足なので、1日3回しっかり食事をしたら栄養過多で体重が増えるでしょう。小林氏が3回がいいというのは、1日3回腸を刺激するからいいという意味です。食べ過ぎにさえならなければ、やはり「3食」がベストなのです。

昔から、「朝食は金、昼食は銀、夕食は銅」と言われ、朝食が3度の食事の中でも大切とされてきました。でも、それは朝にたくさん食べた方がいいという意味ではありません。朝食の3つの目的、まず副交感神経を上げること、それから全身の血流を良くすること、最後に慌ただしい朝に「余裕」を生み出すことだそうです。朝食を習慣化して、しっかり副交感神経を上げる生活習慣を身につけるべきでしょう。

良い腸内環境が健康のポイント

便秘症の人では、腸の動きが悪いため、腸管の血液の流れも悪くなっています。体を動かさないと、筋肉の血液の流れが悪くなるのと同じです。腸管の血流が悪くなれば、いくら食べ物を取り込んでも、充分な消化ができなくなるので、必要な養分を吸収できなくなります。腸管から栄養が充分に吸収されなければ、養分がしっかり吸収されなかった食べ物のカスが大量に腸管の中に残り、それが腐敗して腸内環境が悪化してしまいます。食べ物のカスには、どんなに注意していても微量ながら摂取してしまう有機水銀などの有害化学物質、ニッケル、アルミニウムなどの有害ミネラルなどの毒素が含まれています。さらに、腸内環境が悪ければ、アンモニアなどの窒素化合物が分解されず、腐敗物も腸内に溜《た》まっていきます。これらの毒素や腐敗物が腸から肝臓、そして心臓に運ばれ、まさに血液はドロドロの状態になります。ドロドロ血液は、脂質代謝も悪化させるので、内臓脂肪も貯まりやすくなります。摂取カロリーが同じでも、腸内環境が悪いとそれだけで太りやすくなってしまうのです。

消化吸収が悪いと、脂肪は蓄えられる半面、全身の細胞は充分な栄養が行き渡らず低栄養状態となり、疲れやすくなったり、新陳代謝が不良になります。さらに、腸内環境が悪いと自律神経のバランスも崩れやすくなるので、精神的にもイライラして怒りっぽくなります。

排便は必ずしも毎日ある必要はありません。３日に1度のリズムであっても、腹痛や腹部膨満がなければ、腸内環境は良い状態ですので、毎日排便がなくても心配はありません。小林氏は、自律神経をコントロールする大事なポイントは、腸内環境を整えることだと多くの紙面をさいて強調しています。ぜひとも快便を心掛けたいものです。

実はこのシリーズの内容に対しての嬉しい反応があったので紹介いたします。まず、私が産業医を務めているナパック（製造業）さんから、「自律神経シリーズが良かったから、これに関する健康講話をして欲しい」との依頼がありお話しさせていただきました。そして、このシリーズを書くきっかけになったパニック症候群のAさんが先日当クリニックを受診され、「大変参考になって何度も読み返している。京都にも旅行に行けた。」とのお話を頂戴し、感激いたしました。日頃苦労して新聞作りをしている私にとっては、これからもいい新聞を書こうという元気をもらったお言葉でした。この場を借りてお礼申し上げます。

自律神経を安定させる極意は「ゆっくり呼吸」！

『ゆっくり』を意識して、ゆっくり呼吸をして、ゆっくり動き、ゆっくり生きる！　このシリーズのタネ本『なぜ、「これ」は健康にいいのか？』の著者小林弘幸氏が一番言いたかったことであり、これに尽きると思います。

ゆっくり呼吸のポイントは「一対二の呼吸」です。ゆっくり1つ数える長さで息を吸い、その倍の時間をかけて息を吐くことです。私も合唱をする人間ですので、息を「吐く」ことの大切さはよく分かります。長いフレーズを安定した発声で歌うには、まっすぐに立って、上体はリラックスさせながら、下半身の筋肉を使って吐きます。ワンフレーズ歌う間に吐き切れば、自然と息は体の中に入ってきます。吸うことはあまり意識していません。

パニック症候群のAさんは、最近、丹田《たんでん》呼吸法を実践して、心が落ち着くようになったと言っていました。丹田とはおよそ握りこぶし一つおへそから下がった辺りをいいます。ここに手を当てたり、意識を集中させて、この丹田から絞り出すような気持ちでゆっくり息を吐き出す方法です。上手に吐くと、丹田は少し凹みます。吐き切った後は、体をリラックスさせれば、丹田が膨らむように自然と息が体に入ってきます。これを繰り返すのが丹田呼吸法で、自律神経を安定させるとてもいい方法です。Aさんは息を吐く時に、体内の悪いものを吐き出す気持ちで実践しているそうです。普段からゆっくり呼吸を意識することが大切ですが、ことに緊張した時やあせった時、パニックを起こしそうな時は、「ゆっくり息を吐く呼吸」を実践しましょう。

ゆっくり生きるには？

何ごとも素早く決断して行動に移していかなければ、生き残っていけない現代社会です。その中にあって、「ゆっくり生きる」ことは逆行することですし、それを実行することは難しいことだと思います。私なりの解釈をすれば、「ゆっくり生きる」には「遊び心」を持つことではないかと思っています。仕事ばかりに明け暮れるのではなく、趣味に没頭したり、自分にご褒美を与えるイベントをしたり、「遊び心」を持って生きることが「ゆっくり生きる」ことにつながるのではないでしょうか。魚釣り、写真撮影、俳句作り、ゲートボール、フラダンス、旅行などなど、自分がワクワクと感じることに没頭するのです。私が趣味にしているマラソン、トライアスロン、合唱なども、忙しい仕事の合間を縫って、時間を割いて楽しんでいます。そうすることで日々の生活に張りが生まれますし、仕事にも活き活きと臨めるのです。

早起きを真の三文の徳にするには？

寝る時間が充分でないと自律神経のバランスが崩れる、ということをお話しいたしました。私も以前は4時間半睡眠が常でしたが、このテーマを取り上げてからはできる限り6時間睡眠を心掛けるようになりました。睡眠時間を削って活動時間を作ったところで、結局は能率的な仕事はできません。6時間睡眠をすると心が安定しますし、体の切れもよくなり、頭の回転も速くなり、充実した1日が送れると感じています。

「早起きは三文の徳」と言われますが、小林氏は早起きのために睡眠時間を削ったのでは意味がないと述べています。充分な睡眠をとった上で自然に目覚めた朝は、自律神経のバランスが最高となり、朝食までの時間は脳が一番働いてくれる貴重な時間になります。難しいことを簡単にこなすことを『朝飯前』と言います。起きてから朝食までの時間に自律神経バランスが最高潮になることを考えると、朝食前のパフォーマンスが『朝飯前』になることは納得がいきますよね。

小林氏は早起きを真の三文の徳にするポイントとして、睡眠時間を削らない他にもう一つの大事なポイントを挙げています。それは、前日の夜のうちに、翌朝すべきことを決めておくことです。朝すべきことが決まっていないと、せっかく早起きしても、「自分は何をしたらいいのか……」ということから考えるので、焦って貴重な時間を無駄にし、しかもあせりから自律神経のバランスを崩す結果に終わってしまいます。寝る前に朝すべきことを決めてから、床につくようにしましょう。

朝寝坊してしまったらどうする?!

人間ですから朝寝坊をしてしまうこともあるでしょう。誰でも経験しますが、朝寝坊をするとちょっとしたパニック状態になり、目の前の物事が見えない状態になります。そこで、小林氏は朝の歯磨きの間だけ、ゆっくりすることを勧めています。もちろん、朝寝坊により何らかの迷惑を相手にかける場合には、誠意をもった謝罪と反省が必要です。その上で、出掛けるタイミングを遅らせてでも、朝の歯磨きをいつもよりゆっくりするのです。歯磨きならゆっくりやってもせいぜい2分です。ゆっくり歯磨きをすると、呼吸が安定し、自律神経が安定し、冷静な物事の判断ができるようになります。不安定な状態で1日をスタートさせると、1日中不安定な状態が続いてしまいます。たったもう2分の余分な時間を持つことで、丸1日の安定したパフォーマンスが取り戻せるのであれば、試してみるべきでしょう。もちろん、朝寝坊をしないように心掛けることが大切ですが、万が一の時は「朝のゆっくり歯磨き」を思い出して下さい。

小林氏の本には、「女性が男性よりも長生きの理由」、「郷ひろみの若さの秘密」、「お酒を飲む時は同量の水を一緒に飲むと良い」、「朝よりも夕食後の散歩が理想的」、「ラブレターは夜書かない方がいい」など興味あるテーマについても述べられています。興味のある方はぜひともお読み下さい。

（すずらん新聞第１１２・１１３・１１５号　２０１１年７・８・10月発行）

第8章　人生100年計画大作戦

2012年の3月で50歳となった私ですが、その頃に書店で目にとまった本がありました。『50歳を超えても30代に見える生き方』という本です。著者は南雲吉則（なぐもよしのり）氏で、東京慈恵会医科大学の元外科医、現在は東京でナグモクリニックを開業されています。出身大学の非常勤講師、韓国や中国の医科大学の客員教授を務め、テレビ番組にも多数出演しているようです。ベストセラーに『ゴボウ茶を飲むと20歳若返る！』があります。

以前のすずらん新聞で、「私には100歳まで生きて、多くの患者さんの健康のために役に立っていきたいという目標があります。」と書いたところ、何人かの患者さんから「嬉しかった」とのお言葉をいただきました。この南雲氏の本には、副題として「人生100年計画の行程表」とあります。皆さんにも健康で100歳まで生きて欲しいとの願いがありますし、なかなか説得力のある本でしたので、紹介していきたいと思います。

南雲氏が人生１００年計画を立てたわけ

南雲氏は勤務医時代に「医者の不養生」を絵に描いたような日々を送っていました。暴飲暴食を重ね、40代にさしかかろうとした頃、身長１７３㎝、体重77kg、腹まわりには脂肪がたっぷりついていました。南雲氏は代々の医者家系でしたが、祖父は52歳、父親は62歳で心筋梗塞で倒れたそうです。このままでは自分も同じ運命をたどると危機感を覚えた南雲氏は、一念発起をして健康管理に取り組むようになりました。50歳は人生の折り返し、そこから若く楽しく健やかな第2の人生を50年楽しむことを目標に、「人生１００年計画」が作られました。２０１１年で56歳になる南雲氏は、体重を15kg減らし、脳年齢は38歳、骨年齢は28歳、血管年齢26歳、実年齢よりも20歳以上も若い肉体になっています。

人は１３０歳以上は生きられない

世界一の長寿者として記録されているのはフランスの女性で、１９９７年に１２２歳で亡くなっています。それ以前の世界記録は日本人の泉重千代さんの１２０歳です。歴史的にもキリスト教のモーゼが１２０歳、神武天皇も１２５歳と言われています。昔から長寿の祝いに、60歳の還暦から、古希（70歳）、喜寿（77歳）、米寿（88歳）、卒寿（90歳）、白寿（99歳）、百寿（１００歳）があり、１２０

歳は大還暦（60歳の倍）と呼ぶそうです。ところが、130歳には呼び名がありません。中国四千年の歴史の中で、130歳以上生きた人がいない証しでしょう。なぜ120歳代が人の寿命の限界なのでしょうか？

命の導火線「テロメア」

ちょっと難しい話になりますが、この本の味噌になる部分ですので、説明します。人の細胞は分裂を繰り返していますが、同じ細胞が複製されるためには遺伝子も正しくコピーされる必要があります。細胞には核という目玉のような形の器官があって、人間では46本の染色体が収まっています。染色体は2本のDNAという「より糸」でできていて、このDNAの中にさまざまな遺伝情報が書き込んであります。この「より糸」がからまないように、DNAの端（ギリシャ語でテロ）の部分（ギリシャ語でメア）にもつれ防止の結び目がついています。これが「テロメア」（図の先端4箇所）です。細胞分裂の際、DNAは細胞内の複製酵素「DNAポリメラーゼ」によって、テロメアは複製酵素「テロメラーゼ」によってコピーされていきます。ところが面白いことに、テロメラーゼの方はこの世に誕生した途端に働かなくなってし

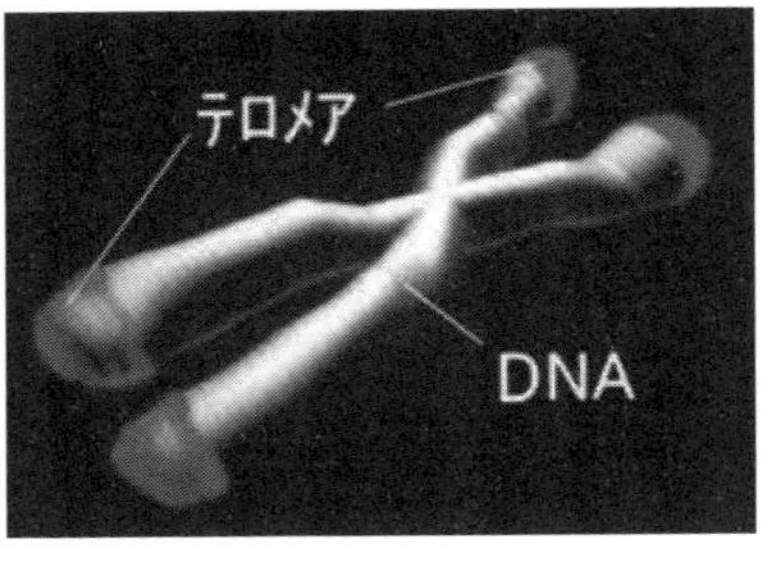

まうのです。つまり、DNAは出生後もコピーされ続けますが、テロメアはコピーされずに、細胞分裂の度にどんどんすり減っていきます。テロメアがなくなる時が、その細胞の死になるわけです。テロメアの長さによって、それぞれの生物の寿命が決まっているのです。まさに、テロメアは「命の導火線」というわけです。私たち人間では、このテロメアの長さ、つまり寿命が120歳と決められているのです。

不摂生がテロメアをどんどん短くする

人間の寿命が120歳と言っても、実際にそこまで生きられる人はほとんどいません。それは、多くの人が不摂生によってテロメアを早く短くしてしまうからです。人の体は管（くだ）でできています。口から肛門までの「消化管」、鼻から肺までの「気管」、全身に血液をめぐらせる「血管」です。こうした管は栄養や空気の通り道で、内側は「上皮」というバリアでおおわれています。暴飲暴食や喫煙、睡眠不足、運動不足などの不摂生を繰り返すことにより、上皮が荒れ、「炎症」を起こします。具体的には、上皮が「赤くなり」、やがて「痛み」や「熱」、「腫れ」が生じ、息がしづらくなったり、食べづらくなったりする「機能障害」が現れるのです。私たちの体には、必死になって治そうとしてくれる自然治癒力があります。傷めつけられた上皮を新しくするために、細胞分裂を早めて回復をはかろうとします。ところが、細胞分裂が早まれば、テロメアはどんどん短くなってしまいます。つまり、不摂生は寿命を短くすることになるわけです。

ガンは悪者ではない?!

私がこの本で一番衝撃を受けたのは、「ガンは悪者ではなく、必要があって生まれてくる」という南雲氏の主張でした。これを説明するのに、前述したテロメアが関係してきます。不摂生の繰り返しにより上皮が障害を受け続けると、テロメアが限界に達して、細胞分裂ができなくなります。細胞が修復できないと普通は穴が開いて死んでしまうわけですが、それでも何とか穴をふさいで生命を維持しようとする細胞が現れます。テロメアを修復する酵素テロメラーゼを持って「無限に分裂を繰り返す修復細胞」、人間の体にとっては救世主ですが、その名が「ガン」なのです。ガンには私たちの命を奪う乱暴者のようなイメージがつきまとっていますが、実は私たちの尻ぬぐいをするために現れてくれた修復細胞なのです。何も問題なければ120年は長持ちするはずのテロメアという細胞時計が、私たちの不摂生によりどんどん短縮され、ガンの発生を招くのです。『ガンは悪者ではなく、悪いのは私たちの生活習慣である。ガンを恨み運命を呪うのではなく、ガンを起こした行いを改め、その行いを起こした心を改めれば、その日からガンにはかかりにくくなる。』という南雲氏の言葉には説得力がありました。

２０１２年３月の50歳の私の誕生日に次女友里子からもらったカードを左に紹介いたします。このカードが、私が１００年生きようと思ったきっかけになりました。ここからは南雲氏がお勧めする食事術を紹介していきます。

「完全栄養」を摂る

栄養をつけるというと、ステーキや鰻《うなぎ》などのご馳走を食べるイメージがあります。しかし、今は飽食の時代。栄養価の高いものばかり摂取していては、肥満にもなりますし、病気になりやすくなってしまいます。大事なのは質でも量でもなく「バランス」です。私たちの体に必要な栄養素が過不足なく含まれている「完全栄養」を意識的に摂ることが大切なのです。難しそうですが、南雲氏は『人間の体と同じ組成の生き物を丸ごと食べる』、ただこの1点を心がければ、その条件が満たされると言っています。地球上の動植物は、さかのぼればご先祖様は同じ。つまり体の組成は同様で、どんな動植物もほぼ同じ栄養素を含んでいて、

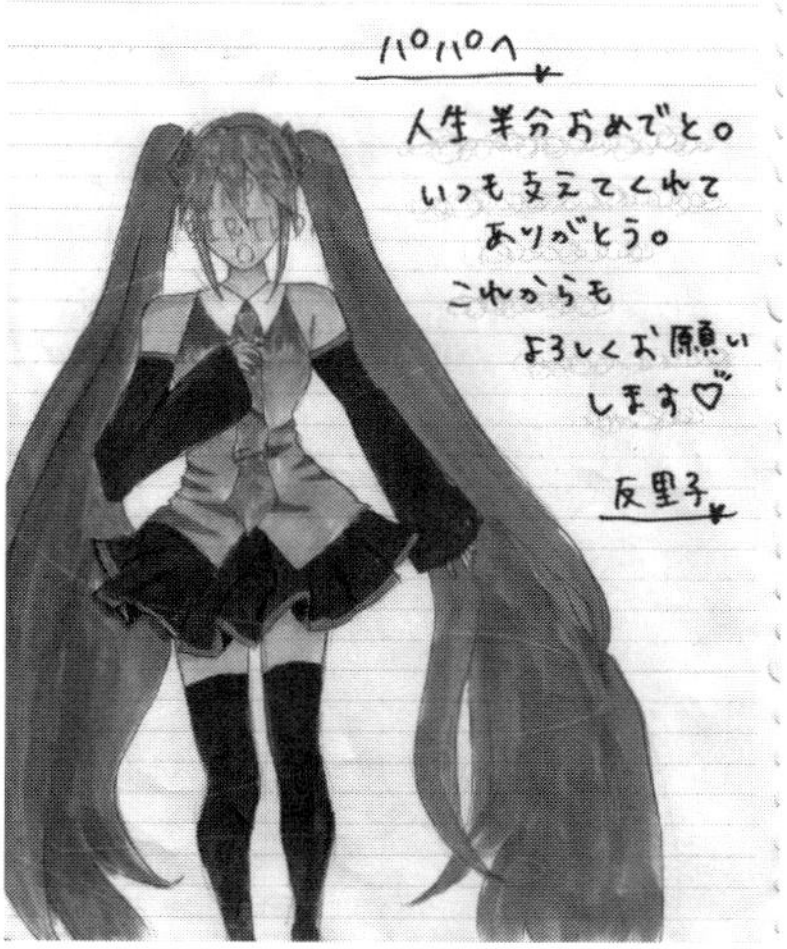
パパへ
人生半分おめでと。
いつも支えてくれて
ありがとう。
これからも
よろしくお願い
します♡
友里子

その比率も基本的には一緒なのです。「丸ごと食べる」を意識さえすれば、認識できない微量栄養素も含めすべて摂取できてしまうのです。

丸ごと食べられる食材とは何か?

肉類は一般的に栄養豊富といわれていますが、あまりお勧めできない食材であるとわかります。なぜなら、牛や豚を丸ごとは食べられないからです。肉が優れた栄養源であるといっても、体の一部をカットして食べているわけですから、偏った栄養しか得られません。これと同様にマグロも丸ごと1匹は食べられませんから、お寿司屋さんでマグロのトロや赤身ばかり食べていれば、「不完全栄養」に陥ると南雲氏は述べています。さらに、マグロのような大型魚は、世界的な海洋汚染により、水銀などの有害物質が濃縮されているため、あまりお勧めできません。実際、「妊婦はマグロを週1回以上摂取しないように」と厚生労働省からも勧告されています。

その点、イワシ、アジ、サンマといった小型の青魚は水銀の害も少なく、理想的です。小魚の場合は、頭から内臓、骨までいただく、こうした食べ方をすれば完全栄養になるわけです。

野菜や果物は皮ごと食べる

野菜は根と葉の部分に大きく分けることができますが、根にはデンプンや糖がたくさん蓄えられ、葉っぱにはビタミンやミネラルがたっぷり含まれています。それぞれの部位に違った栄養素を含んでいる以上、丸ごといただかないと完全栄養になりません。南雲氏が特に強調するのは、皮に含まれている栄養素の効能です。野菜や果物の皮は、人間の皮膚と同様、外界からの異物を遮断するバリアであるため、防菌・防虫効果、創傷治癒効果、抗酸化作用、感染予防効果などの栄養素が含まれているのです。こんなに大事な皮をむいて食べるのはあまりにもったいない。野菜や果物は皮ごとすべて食べることで完全栄養になります。

野菜と果物の違い

私が思わず「なるほど」と感心した、南雲氏のユニークな解釈を紹介します。野菜は「食べられたくない」、果物は「食べられたい」—実はこれが野菜と果物の決定的な違いと述べています。果物はだんだん熟すると赤くなって、いい香りがして、糖度も増します。果物は「私を見つけて食べて」と自己主張します。実際に、サルがやってきて果物を食べます。咀しゃくされるのは甘い実の部分だけで、種はそのまま糞と一緒に排泄されます。サルは移動して新しい土地に種を運び、果物の繁殖地が拡がっていくのです。

一方、「食べられたくない」野菜は毒を持っています。葉物の野菜は保護色をしていて「アク」がありますこの「アク」の正体はシュウ酸で、特有のえぐみや苦みをもっており、食べられないように身を守っているのです。昔から日本人が青野菜をおひたしにして食べたのは、このシュウ酸を抜くための知恵だったのです。

倹約遺伝子と延命遺伝子

人類の歴史は、天変地異、飢餓、感染、戦争の繰り返しで、その度に多くの人命が失われてきました。にもかかわらず、人類は生き延びています。南雲氏は、その理由として人類が進化の過程で「生命力遺伝子」を獲得したからだと述べています。この「生命力遺伝子」の一つが、第6章でもお話しした「倹約遺伝子」です。少し食べただけでも脂肪が蓄えられる栄養効率を高める遺伝子です。私たちは「ちょっと食べれば太ることのできる」飢餓に強い人類の子孫といえます。飽食の現代にあっては、この「倹約遺伝子」は脂肪を貯め込むため、肥満、糖尿病、※メタボリックシンドロームを引き起こしてしまいます。

私たち人類は、飢餓の時に発現するもう一つの「生命力遺伝子」を獲得しました。なんと飢餓状態になるとこの遺伝子が活性化されて、全身の細胞にある遺伝子の異常をすべて調べて修復してくれるのです。延命をもたらす遺伝子であることから、「延命遺伝子」あるいは「長寿遺伝子」と呼ばれています。

※（注釈）メタボリックシンドローム……内臓に脂肪が貯まることで、脂質異常、高血糖、高血圧を来し、脳卒中、心臓病などの重篤な病気になりやすい状態を言う。

腹8分目でなく腹6分目が長寿の秘訣

食事の量が寿命にどう影響するかを調べた動物実験があります。あらゆる動物で食事量を増やしたり減らしたりしたところ、40％減らした時が1番長生きで、平均1・5倍寿命が延びることがわかりました。昔から宗教ではさまざまな形で断食が行われ、意図的に飢餓状態になることが勧められてきましたが、これは断食が不老長寿につながると経験的に分かっていたからと考えられます。一般的には「腹8分目」といわれていますが、「延命遺伝子」を働かせるには「腹6分目」を目指すことを南雲氏は推奨しています。

「一汁一菜ダイエット」のすすめ

「腹6分目」を目指すために、南雲氏が勧めているのが「一汁一菜ダイエット」です。まず、毎日使っている食器を子供用のサイズに変えます。ごはん茶碗とみそ汁のお椀を、子供用の「アンパンマン」の絵などが描かれているお椀のサイズに変えます。そして、おかずを盛りつける皿は、コーヒーカップを載せるソーサーくらいの大きさの物にします。ごはんと味噌汁、そしておかず一品で「一汁一菜」。

食器の大きささえ子供用サイズであれば、肉でも揚げ物でも何を食べても構いませんし、混ぜご飯や具たっぷりの味噌汁でも構いません。ただし、おかわりと間食はしないことを必ず守るようにします。「一汁一菜ダイエット」を続けながら、毎日体重測定をしてグラフにして下さい。肥満傾向の方であれば、体重は一定の傾きで標準体重まで減少し、それ以上は減らなくなります。標準体重まで落ちたら、あとは記録をつけなくても構いません。元の食べ方に戻すとまた太り始めますから、一汁一菜を続けましょう。一汁一菜ダイエットをする過程で、体調も改善され、胃も小さくなり、腹6分目でも十分に満足できる体質になると南雲氏は述べています。

ゴボウのアクに若返りの秘密が

ゴボウを水にさらすと、真っ黒な色が出てきます。アクとして洗い流すのが通常ですが、実はこれは「サポニン」というポリフェノールの一種です。漢方の万能薬として「朝鮮人参」はよく知られていますが、この朝鮮人参の主成分である「ジンセノイド」もサポニンの一種です。朝鮮人参は高価な生薬ですが、スーパーで簡単に買えるゴボウにも、それと変わらないくらいの薬効があるのです。ゴボウは土の中という過酷な環境で育ちます。リンゴやバナナを地中に埋めたら簡単に腐りますが、ゴボウは腐りません。なぜなら、サポニンに強力な防菌効果があるからです。具体的にはサポニンは、脂肪を吸着する界面活性作用によって、細菌やカビの細胞膜を構成しているコレステロールを分解する作用があります。このサポニンをゴボウ茶として飲めば、腸管内のコレステロールを排泄し、血中では悪玉コレステロールを吸着分解してくれます。

もう一つ注目したいのが、ゴボウに含まれる「イヌリン」という成分です。イヌリンはムコ多糖類と呼ばれる食物繊維の一種で、優れた吸水性、利尿作用があります。むくみが改善し、便通も良くなるという効果もあります。

南雲氏は、ゴボウは皮を剥かずに、アクも取らず調理して、サポニンやイヌリンという大事な成分も一緒に摂取すべきと述べています。毎食ゴボウを摂取するのは大変ですから、濃いめの「ゴボウ茶」を作って毎朝飲むことを勧めています。

《ゴボウ茶の作り方》

①よく水洗いをして泥を落として、皮つきのまま包丁でささがきにする。

②ささがきにしたゴボウを水にさらさず、新聞紙の上に広げて半日ほど（夏なら2、3時間）天日干しにする。

③天日干しにしたゴボウをフライパンで10分程、油を使わずにから煎りする。

④煙が出てくる寸前でやめ、そのまま急須に入れ、お湯を注げば出来上がり。

2人分の急須なら、から煎りしたゴボウを一つまみで十分。ある程度まとめて作るなら、お茶用パックに大さじ2、3杯のゴボウ茶を入れ、4リットルの湯沸かしポットで沸かしましょう。冷蔵庫で保存すれば、一週間は持つようです。私も試しに作って飲んでみたところ、ゴボウの味がしますが、香ばしく飲みやすいお茶でした。皆さんも試してみて下さい。

早寝早起き（睡眠ゴールデン時間の活用）をしよう

睡眠には「レム睡眠」と「ノンレム睡眠」の2種類があります。レムとはREM（Rapid Eye Movement）の略で、眼球が急速に運動している状態を指し、レム睡眠では、寝がえりを打ちながら夢ばかり見て、1時間おきに目が覚めます。これに対して寝入りばなのノンレム睡眠では、眼球は一切動かず、泥のように眠っている状態で、脳は完全に休息し夢も見ません。

実はこのノンレム睡眠の時に、脳の下垂体から「成長ホルモン」と呼ばれる若返りを促すホルモンが分泌されています。成長ホルモンが分泌されるのは「夜の10時から夜中の2時まで」の時間帯で、「睡眠のゴールデンタイム」と呼ばれています。この時間帯に眠らないと、いくらたっぷり睡眠時間を取っても、疲れが抜け切らず、知らないうちに老化が進むことになるわけです。ちなみに職業別で平均寿命が一番短いのは、看護師と言われています。夜間勤務もある看護師は、睡眠のゴールデンタイムの恩恵を受けづらいからでしょう。睡眠時間を6時間取っている人が一番長寿と言われていますから、夜9～10時台に寝て、朝の3～4時に起きる早寝早起きの生活がベストといえます。南雲氏も、10時に寝て3時くらいに起きる生活を続けているようです。

心拍数をあまり上げない運動が大切

人間の生涯心拍数は20億～30億回といわれています。20億回は平均寿命の80歳、30億回とはテロメアの限界である１２０歳に当たります。ちなみに象とハムスターを例にあげてお話しします。象もハムスターも生涯心拍数は15億回と言われています。象の寿命が70年に対して、ハムスターは3年と短いのです。なぜでしょうか？　それは、象の心拍数が1分間に約30回に対して、ハムスターの心拍数は1分間に約５００回と速いからです。ですから、人間の場合も普段から心拍数を上げ過ぎていると、寿命が短くなると考えられます。

普段運動をしていない人が急に走ったりすると、心拍数は急上昇し、心拍数を無駄使いしてしまいます。心臓に負担をかけずに、内臓脂肪を燃焼させる運動とは何でしょうか？　南雲氏は「どうしてもスポーツをやりたい」という人に、次のように話すそうです。「まずいつも通っているスポーツジムまで歩いていって下さい。そして、ジムに着いたら中まで入らず、また歩いて家まで帰って下さい。」と。冗談のような話ですが、これなら心拍数が上がらず、心臓には負担をかけずに「第2の心臓」を使って運動することができます。「第2の心臓」とは「ふくはらぎ」のことです。心臓は血液を全身に送り出しますが、末梢から心臓へと血液を運んでくれるのが「ふくはらぎ」なのです。歩くことによって「ふくはらぎ」の筋肉が伸び縮みし、そのポンプ作用によって末梢にとどこおっている血液を心臓に送り返してくれるのです。

激しい運動はせずに、息が上がらない程度の歩きを続ければ、寿命を縮めることなく、基礎代謝を高めて脂肪を燃焼させ、メタボを改善することができます。さらに、血液のめぐりが良くなることで、血栓症の予防、女性に多い足のむくみ・冷え・肩こりの解消につながります。南雲氏は、「第2の心臓」を使う歩きが、長生きするための味噌であることを強調しています。

若返るための6つの生活習慣

今までに触れなかったことも含めて、南雲氏が若返りのために大切という6つの生活習慣をまとめます。この6つが実は「生命遺伝子」を活性化させる不可欠な要素というわけです。

①早寝早起き（睡眠ゴールデンタイムの活用）
②完全栄養の摂取と一汁一菜で腹6分目の食事
③薄着をして身体を内面から温める
④朝一杯の濃いめのゴボウ茶
⑤たくさん歩いて電車では座らない
⑥スキンシップや感謝の気持ちを大事にする

詳しくは南雲吉則著『50歳を超えても30代に見える生き方』をお読み下さい。さあ、みんなで健康な１００歳を目指していきましょう！

（すずらん新聞第１２２号～１２４号　２０１２年５～７月発行）

第9章　水メシくそ運動ケア

私の知り合いに日本認知症改革推進協会理事の先生がいらっしゃいます。その方から、特別に2017年11月27日東京で行われた講演会の動画をいただきました。国際医療福祉大学大学院教授竹内孝仁先生の『認知症を治すケア　その理論、実践、成果』です。竹内先生は1973年から特別養護老人ホームにかかわり、オムツはずし運動などを展開。80年代から在宅高齢者ケア全般に関わり、2004年から現職です。

団塊の世代が一斉に75歳以上になる2025年問題に向けて、2016年11月に安倍首相は談話を発表しました。『予防・健康管理』と『自立支援』に軸足を置いた新しい医療・介護システムを2020年までに本格稼働させ、介護でもパラダイムシフト（革命的な変化）を起こすというものです。『自立支援』介護に向けて、安倍首相は竹内先生を首相官邸に呼び『竹内理論』を聞き、大変関心を示されたそうです。この講演の要点をお話しします。

十分な水分の摂取で認知症は改善する！

85歳要介護2の男性で、著しい夜間せん妄を伴う認知症の例が示されました。下の表のような症状がありました。竹内理論を知っていた担当ケアマネージャーが、この男性の生活を調べました。食事1500キロカロリー、水分450cc、排便毎日、運動はほとんどしないという状態でした。竹内理論では、心臓・腎臓に問題がなければ、水分摂取は1日1500ccが基本です。そこで、週3回通っていたデイサービスで水分を1500cc摂らせるようにしました。ところが、夜間せん妄の改善はみられませんでした。そこで、週6日デイサービスに通わせ、水分1500ccを摂らせるようにしました。たちまち夜間せん妄は改善し、以前趣味にしていたグラウンドゴルフを再開し、大会では司会も務めるようになったそうです。

・H18年春頃より物忘れが目立つ。
・誰もいないのに人がいると言う。
・「自分の手に羽虫がいる」「部屋に川が流れて水浸しになっている」と言う。
・妻を実姉と間違えて話をする。
・若い頃の話を今日あったように話す。
・夜中に妻に延々と話し続け、昼間に熟睡する。

水メシくそ運動ケアの要《かなめ》は『水』

竹内氏は、「水は1500cc、メシは1日1500キロカロリー、排便は毎日、

「適度な運動」をすれば、認知症は治ると主張しています。竹内氏が「治る」と言うのは、例えばアルツハイマー型認知症でみられる脳（海馬）の萎縮が元に戻るということではありません。先の例で言えば、妄想や、夜間せん妄などの認知症に伴う症状が消失するということを、「治る」と定義しています。「認知症は、脳の病気ではなく全身的な病気である」という竹内理論には納得できる部分が多くあります。

認知症の患者さんの水分摂取量が、本来取るべき水分摂取量に満たないことは皆さんもその通りと思うところでしょう。ほとんどの認知症患者は飲水量が不足して脱水症状を起こしています。ボーッとすることが多くなり、以前興味のあったことに関心が無くなる。以前は難なくこなせたことが、注意散漫のためにできなくなってしまう。周りの状況を正しく「認知」できなくなる。こういった状況に陥ります。

意識はよく、舞台になぞらえて説明されます。照明が明るければ、ステージで何が演じられているか良く分かります。反対に暗いと判然としなくなり、真っ暗になれば上映されているかさえ分からなくなります。意識もこれと同じで、明るいとしっかり「認知」でき、暗いと「認知」できなくなります。この意識の明るさを「覚醒水準」といいます。

認知症を治す（症状を消失させる、あるいは重度化を予防する）には、覚醒水準を上げ、「認知」を正しく働かせればよい。そのための一番有効な方法が、水分を多く摂取すること、これが竹内理論の真髄です。

なぜ1日1500ccなのか？

人間の体は幼児なら70％、成人なら60％、老人では50％が水で占められています。といっても、水風船のように水は停滞しているわけではなく、生命維持のために体内をぐるぐると巡っています。健康維持のために必要な成人1日当たりの尿量は20～25cc／kgで、体重60kgの方なら1200～1500ccとなります。竹内氏は万人にわかりやすくするため、心臓・腎臓の働きに問題がなければ、体重から個々人で計算する方法は取らず、あえて1500ccの尿量を確保するために必要な1日水分摂取量を計算して求め提示しています。

下に体内の水の出入りの表を掲げます。体から出る水のうち、尿量を1500ccと設定します。呼気や皮膚からの蒸散もあります。不感蒸泄《ふかんじょうせつ》と呼ばれ、不要な熱を捨て、体内の体温を一定に保つために水が使われます。700～1000ccになります。便にも形を整えるため200～300ccの水が使われています。1日で尿、不感蒸泄、便の3つで2400～

【出る】		【入る】	
尿	1,500	飲料	?
不感蒸泄	700 ～ 1,000	食事	700 ～ 1,000
便	200 ～ 300	燃焼水	200 ～ 300

２８００ccの水が体から出ていきます。失われた分は補給しなければなりません。食事に含まれる水分は約７００～１０００cc、細胞の中でエネルギーが燃えるときに自ずと発生する燃焼水が２００～３００ccです。とすれば、飲水として摂取しなければならない水分量はいくらになるでしょうか？そうです、１５００ccです。

水分を1～２％失うと、意識障害が起こります。体重50kgの高齢者の場合、２５０～５００cc、つまり小さなペットボトル1本分の水が欠乏しただけで、意識障害が起こる可能性があるのです。ただでさえ水分摂取の少ない高齢者は、成人より脱水を起こしやすいのです。乳幼児が風邪をひき熱を出すと、親後さんはしっかり水分を摂らせようとします。乳幼児は脱水になりやすいからです。これに比べて、高齢者も脱水を起こしやすいことは、よく知られていないのが現状といえます。

水メシくそ運動ケアの成果

竹内理論による自立支援介護は全国的に広がりをみせています。宮崎県の小林市では、市をあげて認知症患者に対する取り組みを行っています。認知症患者を家族だけで抱えず、地域全体でサポートしていくという視点です。認知症患者を支援する講習を受けた認知症サポーターが、認知症のいる家庭を訪問して支援していくという体制を整え、「小林市から認知症患者はいなくなった」と言わしめる程の成果をあげているそうです。

竹内氏は、竹内理論による認知症患者に対するサポートを行うための事業『あんしん生活実践塾』を各地で行っています。月１回６ヶ月のカリキュラムで、１回目は竹内先生による「認知症重度化予防の基礎理論」、2回目から5回目は「認知症の重度化予防に挑戦しましょう！」個別事例の検討、６回目「まとめ　やってみて自信はつきましたか？」から成っています。２０１２年から２０１５年の４年間全国各地で行われた17塾１６０名の成果を下表に示します。認知症症状が完全消失とほとんど消失を合わせると、改善率は約76％に及んでいます。

クリニック併設の通所リハビリ「こもれびの家」の利用者様に、１日の水分摂取量、食事内容、排便状態についての１週間のアンケート調査を行いました。十分な数の回答は得られていませんが、ざっと見た感じでは、水分摂取量は平均で１０００㏄という結果でした。冬場であるということも影響していたかとは思いますが、竹内理論での必要水分摂取量１５００㏄からはかなり少ない結果でした。認

	症状総数	消失	ほとんど	中等度	一部	変化なし
2012～2013　5塾	203	135	19	23	7	19
2014年　8塾	203	124	16	17	17	29
2015年　4塾	119	100	7	6	2	4
17塾　合計	525	359	42	46	26	52
割合（%）		68.3% 76.3%	8.0%	8.8%	5.0%	9.9%

知症の予防、認知症の改善を目指して1日1500㏄の水分摂取を達成するには、周囲の人からの働きかけが必要と感じます。

具体的には、普段使っている湯飲みの容量を知って、飲んでいる回数をカウントしてもらい、ご本人や周囲の人が1日水分摂取量が分かるようにすることが大切です。さらに、1日1500㏄の水分摂取がどうして必要なのかを何度も説明して、目標が達成されるように、周囲の人が声をかけていくことに尽きるかと思います。

竹内氏の講演の中で、大変興味があるお話があったので紹介します。「認知症が治りやすいのは、夫が妻を介護している場合です。どうしてか分かりますか？　夫は認知症の妻に対して、無理やり口を開けさせてでも、1日1500㏄の水分摂取を達成させるからです。一番認知症の治りが悪いのは、認知症の夫が高学歴の場合です。夫は妻の言うことを聞こうとしません。」面白いと思いませんか？

さて、ここからは「水メシくそ運動理論」の「メシ」の部分についてお話しいたします。竹内氏の講演では、「メシ」の部分のお話が少なかったため、竹内孝仁著『新版介護基礎学～高齢者自立支援の理論と実践』も参考にして紹介します。

介護における食の現状～軟食化の危険な道

竹内氏は講演の中で、日本の介護の現状を嘆いておられました。どうしてか？　特別養護老人ホーム（特養ホーム）や老人保健施設（老健）などの施設介護の現場で、胃ろう・経管栄養への道筋が作られているからです。私も以前すずらん新聞で、胃ろう造設は人間的な処置とは言えない、口から物が食べられなくなったら人生は終わりでいいのではないか、というお話をしました。竹内先生も、胃ろうは最も大きい人間的悲劇と言っています。

下の表は、２０１１年調査の特養ホーム入所者６６００余名の食形態が示されています。入所時の常食・常菜がいかに少ないかが分かります。この表では、個々の利用者の「入所時」の食形態は分かりませんし、「調査時」の食形態にいたるまでの個々の間隔は分かりませんが、全体としては入所時より軟食化が進んでいるのが分かります。

次ページの表は、食形態が低下していく理由について調べたものです。食べるときの「むせ」は、誤嚥性肺炎の原因になります。軟食化の理由の大半は「むせ」だろうと思いますよね。ところが予想に反して「むせ」はたったの６・９％です。最も多い理由が「のみこみ不良」（21・1％）、「体調不良」

特養入居者 6,676 名の食形態　入所時と現在の変化

		入所時	調査時（現在）
主食	常食	2,605（39.9）	1,081（16.2）
	軟飯	566（8.7）	647（9.7）
	お粥	2,626（40.3）	2,990（44.9）
	ペースト食	88（1.3）	265（4.0）
	ミキサー食	248（3.8）	593（8.9）
	胃ろう経管	390（6.0）	1,080（16.2）
副食	常菜	2,199（33.7）	766（11.5）
	一口大きざみ	1,508（23.1）	1,255（18.9）
	細かいきざみ	1,619（24.8）	1,913（28.8）
	ソフト食	361（5.5）	854（12.8）
	ミキサー食	451（6.9）	796（12.0）
	胃ろう経管	384（5.9）	1,069（16.1）

（　）内は%

（13・5％）を加えると、食形態を軟食化する理由の多くが『食べるのが遅い』ということが分かります。食べるのが遅いと食時間が延び、いつまでも片付かない、だから食べるのを早くするために、〝飲みこみやすい柔らかい食事〟がいいだろうというのが軟食化の最大の理由と竹内氏は結びつけました。別の調査で、食形態を変更するに当たって、看護師や栄養士を交えた検討会が開かれているわけではなく、ほとんどが介護職の都合で変えられているという現状が分かりました。

胃ろう・経管栄養への道

「胃ろう」とは、身体機能の低下などにより、口から食事をすることが困難になった人が、胃から直接栄養を摂取するために行われる医療措置のことです。胃ろう造設は、内視鏡を使って比較的簡単にできます。胃ろうができると、チューブで胃に直接栄養を入れること（経管栄養）ができるようになります。

竹内氏は、「介護が胃ろうを作っていると極言してもよいほどである」と述べています。胃ろう・経管栄養への一つのルートは、前述した通り、食事を手早くすませるために《飲みこみやすい食事》を求めて、軟食化が行われることです。主食のごはんは「軟飯」から「お粥」へと進み、副食は「きざみ」から「超きざみ」

食形態が低下していく理由（きっかけ）

理由	むせ	のみこみ不良	体調不良	入院で	義歯不良	不明	その他
人数（名） （%）	262 (6.9)	802 (21.1)	515 (13.5)	752 (19.8)	235 (6.2)	329 (8.6)	910 (23.9)

へ、「ペースト食」を経て、主副混合の「ペースト・ミキサー食」にいたります。

もう一つのルートは、「食事介助」にあります。介助することで、食べるスピードをアップさせようとしますが、介助は本人の食べて飲みこむタイミングとの間にズレが生じるため、「むせ」が発生します。食事形態の軟食化による咀しゃく機能の低下も重なって、むせは次第にひどくなり、《誤嚥性肺炎を予防する》という胃ろう造設の根拠（竹内氏に言わせると誤り）を与えてしまうわけです。

特養ホームにおける胃ろう・経管栄養の調査（回答施設1230）によると、入所前からの胃ろう者は34・4％、入所後に胃ろう造設になった方が58・5％で、6割近い胃ろう者が特養ホーム入所後につくられたという事実は注目すべきです。原因として「頻回なむせこみと誤嚥性肺炎の再発」が37・5％、「認知症により経口摂取困難」が24・9％で、一番多い前者の原因は、「やわらかい食事」と「食事介助」がつくり出したものであると竹内氏は述べています。

胃ろう者の行く末は？

胃ろうになったからといって、補給する栄養量（キロカロリー）を少なくすべしと書いてあるテキストはどこにもありません。ところが実際に現場で与えられている栄養量は平均966キロカロリーで（2011年調査）、非常に少ない量になっています。この数値は基礎代謝量にも達しておらず、生命を維持するために自分の筋肉を食いつぶして補給するしかないわけです。胃ろう者が低栄養状態で、次第にやせ衰えていくのは当たり前というわけです。私も病院勤務時代、「なんでこんなに低いんだろう」と疑問に思いながらも、お恥ずかしながら先例にならって胃ろうの栄養量は低めに指示していました。

竹内氏は、胃ろう者への水分投与量は栄養量の不適切さが反映して、不適切になっていると次のように述べています。

①医療職（主に看護師が支配権をもっていることが多い）の知識のなさから、栄養剤以外の水分投与量は1000cc以下になっていることが多く、胃ろう者は慢性的な脱水になっている。

②胃ろう造設が行われると、周囲はターミナルステージと決めつけ、寝かせきりにしてしまうことが多くなる。

③さらに、もう食べられないのだからと口腔ケアもきちんと行われないケースが目立つようになる。

現在の医療介護現場では改善されている事項と思いますが、胃ろう造設が盛んに行われていた時期には、そのような状況があったかもしれません。

唾液は口の中に常時出ていますが、健常人では自然と胃の方へ飲み込み、気管支の方には流れていきません。ところが、嚥下《えんげ》（飲み込み）の働きが悪い胃ろう者では、唾液は気管支から肺の方に入ってしまいます。口腔ケアがきちんと行われなければ、細菌を多く含んだ唾液が肺に流れ込み、誤嚥性肺炎を増やす結果になってしまうのです。

胃ろう者の24・7％で再び誤嚥性肺炎を起こしています。本来はこれが限りなくゼロに近づくべきなのに……この24・7％という数字は、むしろ胃ろう造設が誤嚥性肺炎の誘因になっている可能性があることを示しています。

竹内氏の自立支援プログラムでは、胃ろう造設後「2年以内」の症例では、100％経口常食に回復できるという驚くべき成果を出しています。

ここまで、介護における軟食化、食事介助がむせを生じさせ、最終的に胃ろう造設の道を作っているというお話をしました。さて、新聞に興味深い記事が掲載されましたので、まず紹介します。

1990年代から胃ろう造設は2010年には全国で約26万人が利用。その頃から「安易な延命治療」といった批判が出始め、2014年、胃ろう造設の報酬が約10万円から約6万円に引き下げられたこともあって、2016年の造設数は5年間で半減。その分、同じ延命治療の「経鼻経管栄養」や、消化管が使えない場合に太い血管から点滴で栄養を入れる「中心静脈栄養」が増えたそうです。ところが、消化管が使えるのにもかかわらずコストの高い中心静脈栄養が行われているケースも多く、問題視されているそうです。

病院では窒息や誤嚥を懸念して、人工栄養での延命を優先する傾向があります。人は誰しも死を迎えます。最後まで食べたい物を食べて、自然死を迎えることを望む方には、それに応える医療介護の姿があってもいいのではないでしょうか。

「飲み込み」回復の基礎理論

ちょっと難しい話になりますので、私なりに分かりやすく説明します。これまで、「飲み込み」障害は飲み込み反射の消失または障害が原因と考えられてきました。飲み込みの機能を評価する方法として、嚥下内視鏡検査があります。鼻から細い内視鏡を挿入し、咽喉頭部を観察します。検査食を飲み込ませて、飲み込み反射の具合を評価し、食事形態（軟食化の程度）や胃ろう造設を決めるというものです。

竹内理論では、「飲み込む」という動作は「飲み込み」反射だけではなく、舌、軟口蓋（口の中の天井部分）、咽喉頭部（口の奥の部分）という多くの部位が行う「高度な協調運動」であるとしています。咀しゃくとは、食べ物をかみ砕き、舌を動かして食べ物を均一に細かくし、唾液を出して混ぜ合わせるという一連の働きです。竹内理論では、「飲み込み」を回復させるツボは、「飲み込み」反射の回復ではなく、咀しゃく（かみ砕く）機能の回復であるという考えに立っています。

胃ろうから経口常食への道

術後2年までの胃ろう者なら、１００％経口常食に戻せるという竹内氏の驚くべきケアプランを紹介します。

①トータル水分量2200～2500cc以上

トータル水分量とは、食事（栄養剤）の水分と補充している水分量の合計です。これまで紹介したように、胃ろう者では十分な水分補給が行われていないことが多いため、トータル水分量をしっかり確保することで脱水の改善をはかります。脱水を克服すれば覚醒レベルが上がって認知症の症状も改善できます。胃ろう者にあって脱水を改善させることは、目の前のものが食べ物で、しかも自分がこれから食べる物という認知をさせる上で重要なケアになります。また、十分な水分補給は唾液の分泌量を増やし、乾燥して干からびた舌を、本来の活発な動きに戻すことになります。

②食事はふつうの椅子で

食事姿勢とむせ
姿勢が悪いとむせる、つまり誤嚥の可能性が増す

	ベッド上	車椅子	椅子
むせ	168名 (18.2%)	991名 (24.4%)	180名 (12.3%)
深刻なむせ	45名 (4.9%)	93名 (4.5%)	11名 (0.8%)

食事動作（自立か介助か）とむせ

	食事動作	
	自立	介助
むせ	379名 (11.1%)	951名 (32.2%)
深刻なむせ	29名 (0.9%)	123名 (4.2%)

食事の姿勢はかむ力に影響します。大切なポイントが2つあります。第1に「車椅子のまま食事しないこと」、つまり、食堂ではふつうの椅子に移動して食べること。第2に「両足底を床につけた姿勢で食べること」です。この2つを守ると、かむ力が大きくなります。

食事の姿勢とむせの関係を前ページの表に示します。「ベッド上」に座って食べるのと、食堂に出るものの「車椅子」のまま食べるのとでは、深刻なむせ（1口毎にむせが出現）はそれほど変わりません。つまり、車椅子の姿勢はベッドで座っているのとほとんど変わらないことを示しています。一方、ふつうの椅子に腰かけると、むせは大幅に減っています。

③できるだけ自力摂取

「摂食」という行為は、自分の目の前にあるものが食べ物で、なおかつ「自分が食べるもの」という認知から始まります。そして実際の食べるという行為は、自分の手で口に運ぶことで具体化されます。自力で食べることの大切さは、食べる「タイミング」を整えることにあります。咀しゃくから嚥下にいたる一連の動きには固有のタイミングがあり、そのタイミングは本人だけが知っていることで、介助者には本質的には知りえないことです。食事の自立・介助とむせの関係を前ページの表に示します。自立者にむせが極めて少ないことがわかります。

④義歯の調整

咀しゃくが飲み込む機能の回復の鍵を握っているという竹内理論では、咀しゃくの装置である歯と義歯が大切であることは言うまでもありません。義歯の調整が不良ならば咀しゃくに影響し、口腔機能は低下し、結果的に良好な食塊がつくられず、安全な嚥下を障害してむせを引き起こします。義歯とむせの関係を調べた調査（表は省略）では、義歯の適合良好群に比べて、適合不良群では2倍以上深刻なむせが多いことがわかっています。

⑤常食からスタート

摂食嚥下障害では嚥下反射の問題ではなく、咀しゃく機能障害に原因があるとする竹内理論では、咀しゃく機能を回復させる最も適切な食材は、最も咀しゃく回数の多いもの、つまり「常食」になります。食物の摂取の仕方には「飲む」「すりつぶす」「咀しゃくする」の3種類があります。これは食材によって使いわけられていて、「液体」は飲む、「粥」はすりつぶす、「常食」は咀しゃくする、食材が口に入ると同時に、その物性が感覚されて瞬時に摂食の仕方が脳で判断されます。ジュースを咀しゃくすることはなく、ご飯をすりつぶすことはありません。獲得を目指しているのは「常食の摂食機能」であって、お粥やミキサー食ではないのです。竹内氏は、嚥下障害のある人にゼリー食↓ペースト食・ミキサー食↓お粥という従来の「段階的経口移行」がうまく行かない理由を、「飲む」「すりつぶす」という機能だけに注目していて、「咀しゃくする」を重要視していないからだと説明しています。

実は2018年11月末に、88歳になる私の父が心筋梗塞で近隣の病院に入院となりました。誤嚥性肺炎の併発もあり、翌年1月退院後、しばらくは食事摂取時にむせがありました。竹内理論の知識があった私は、普通の椅子に座らせ、できるだけ常食で自力摂取をさせ、咀しゃく機能の回復に重点を置いて回復を待ちました。見事にむせは無くなり、今ではしっかりと食事ができるようになっています。

まさに「目からうろこ」の竹内理論、皆さんはどう感じたでしょうか。ネット上では竹内理論に対して、介護職の方々から「水をたくさん飲ませたって、認知症は治らない」「胃ろう者の胃ろうを外すなんてどだい無理」といった声がたくさん聞かれます。しかし、全国的に少数ではありますが、竹内理論を忠実に実行している介護施設、市町村では大きな成果を上げているのは事実です。

長野県ではピンピンコロリ（ＰＰＫ）運動が盛んです。死ぬ直前まで元気に暮らして、最期はコロリと楽にあの世に行きたいという願いを込めた運動です。胃ろうへの道は、その逆のネンネンコロリ（ＮＮＫ）、つまり自分の力では生きることができなくなるという、誰もが望まない最期ではないでしょうか。最後まで食べたい物を食べて自然死を迎えるＰＰＫ《ピンピンコロリ》、竹内理論はその道しるべになるものと思います。

（すずらん新聞第１８９号〜１９１号　２０１７年12月〜18年2月発行）

第10章　癌で死なないストラテジー

今や日本人の2人に1人が癌にかかり、3人に1人が癌で亡くなる時代です。1981年以降、癌は脳血管疾患を抜いて日本人の死因第1位であり続けています。「人生50年」と言われた時代には、多くの人は癌になる前に亡くなっていました。今は「人生100年」の時代です。癌は高齢になるほど増える病気ですから、ある意味仕方ないことかもしれません。

それでも健やかに長生きしたいと思うのが人情ですよね。誰もができれば癌にならないように予防したい、癌になっても早期発見して癌を完治させたいと願うでしょう。『癌で死なないストラテジー』では、癌の予防や癌の早期発見の戦略（ストラテジー）をテーマに話を進めていきます。

どんな癌予防法が正しいのか？

ネット社会の現代では、癌予防に関する情報があふれています。数年前には『長生きしたけりゃ肉は食べるな』という本が流行りました。実際に肉を食べない食生活を続けている人の中には長生きの人もいるでしょう。しかし、その人が長生きしているのは、肉を食べないからではなく、別の食生活や環境、遺伝的要素が影響している可能性もあります。一方で、日本文学者のドナルド・キーンさん（96歳）、小説家の瀬戸内寂聴さん（96歳）のように、ステーキ大好きで長生きの方もいます。一部の人の例を取り上げて、「長生きしたいなら肉を食べろ」とも言えません。大事なのは科学的根拠があるかどうかです。肉を食べる集団と肉を食べない集団に振り分けて、どちらが癌になりにくく、どちらが長生きをするかを長期間に渡って観察すれば、説得力のある結論が得られるでしょう。しかし、たくさんの被験者を集めて、そのような臨床試験をすることは不可能です。倫理的にも問題が生じます。

そこで行われているのが「コホート」研究です。何万人もの地域住民を対象に生活習慣を調べて何年間も追跡し、その後、どのような生活習慣を持つ人がどんな病気になりやすく、どのような人が長生きをするかを分析する方法です。日本で代表的なコホート研究は、全国11の保健所、国立がん研究センター、国立循環器病研究センター、大学、研究機関、医療機関が共同で運営している「多目的コホート研究」です。全国各地の地域住民約14万人を対象に実施され、その研究成果は随時ホームページで見ることができます。

科学的な根拠に基づいた癌予防法とは?

がん研究振興財団が、これまでの研究の蓄積に基づいて「がんを防ぐための新十二か条」を２０１１年に公表しています（次ページの表）。当たり前のことが書かれていますが、全部をきちんと実行することはなかなか難しいと思います。私はと言えば、「3、お酒はほどほどに」がアウトです。他はクリアしていますが……

さて、中身を見ていきましょう。癌の原因として最も大きいのが「喫煙」です。男性で特に大きく、癌罹患の29・7%、癌死亡の34・4%が、喫煙の影響と計算されています（女性では癌罹患の5・0%、癌死亡の6・2%）。喫煙者がいなくなれば、癌になる人は大幅に減ることになります。喫煙との関係が確実とされているのは「肺癌」だけではなく、「胃癌」「食道癌」「肝臓癌」「膵臓癌」「頭頸部癌」「膀胱癌」「子宮頸癌」です。

飲酒との関係が確実とされているのは、「肝臓癌」「大腸癌」「食道癌」です。飲酒による癌のリスクは量が増えるにつれて上昇するので、控えめにすることが大切です。日本酒なら1合、ビールなら大瓶1本、焼酎や泡盛なら1合の3分の2、ウイスキーやブランデーならダブル1杯、ワインならボトル3分の1程度が適量といえます。酒飲みにとっては物足りない量ですが、癌を予防したいなら肝に銘じたい（私にはつらい～）ところです。

ビタミンや食物繊維が豊富な野菜や果物は体には良さそうですが、意外にも癌予防としては科学的証拠は強くありません。野菜と果物は、「食道癌」のリスクを下げることがほぼ確実とされていますが、それ以外は「胃癌」「肺癌」が可能性ありとされているだけです。食事で気を付けたいのが「塩分」です。塩分の過剰摂取は血圧を上げますが、「胃癌」のリスクを上げることも分かっていて、塩分制限は胃癌予防法としてはほぼ確実とされています。

体形も癌と関係することが分かっています。肥満は閉経後の「乳癌」のリスクを上げることが確実、「大腸癌」「肝臓癌」はほぼ確実、「子宮内膜癌」も可能性ありとされています。適度な運動は、「大腸癌」のリスクを下げることはほぼ確実で、「乳癌」も可能性ありとされています。適度な運動により、適切な体重を維持することは、癌予防になることが科学的に証明されています。

意外と思われるかもしれませんが、喫煙の次に癌の原因として大きいのが、「感染」です。重複しますので、これに関しては、各種癌の予防法・早期発見法のところでお話ししていきます。

癌を予防するための新十二か条

1、　たばこは吸わない。
2、　他人のたばこの煙をできるだけ避ける。
3、　お酒はほどほどに。
4、　バランスのとれた食生活を。
5、　塩辛い食品は控えめに。
6、　野菜や果物は不足にならないように。
7、　適度に運動。
8、　適切な体重維持。
9、　ウイルスの感染予防と治療。
10、　定期的な癌検診を。
11、　身体の異常に気づいたら、すぐに受診を。
12、　正しい癌情報で癌を知ることから。

癌が予防できれば一番ですが、日本人の2人に1人が癌になる現実では、癌になっても死なない戦略が必要です。『早期発見して最善の治療を施す』癌で死なないためには、早期発見が重要です。これ以降は、各種癌の予防法、早期発見法についてお話ししていきます。

胃癌について

癌の中で、日本人に特に多いのが胃癌です。2018年の予測では約13万人が胃癌になり（第2位）、約4万6000人が亡くなる（第3位）と推定されています。当クリニックでもこの16年9カ月の間に、99例の胃癌を見つけています。主に昭和伊南総合病院へ紹介し、内視鏡的切除、外科的切除を行っていただきました。

胃癌の原因の9割は、ピロリ菌の感染です。ピロリ菌は10歳以下の子供の時に、家族内の唾液や井戸水など汚染された可能性のある水を飲むことで感染します。今は衛生環境が良くなっていますので、若い人のピロリ菌感染は少なくなっています。中高年だと6～7割の日本人が感染を受けています。ピロリ菌感染を受けると胃の粘膜は委縮

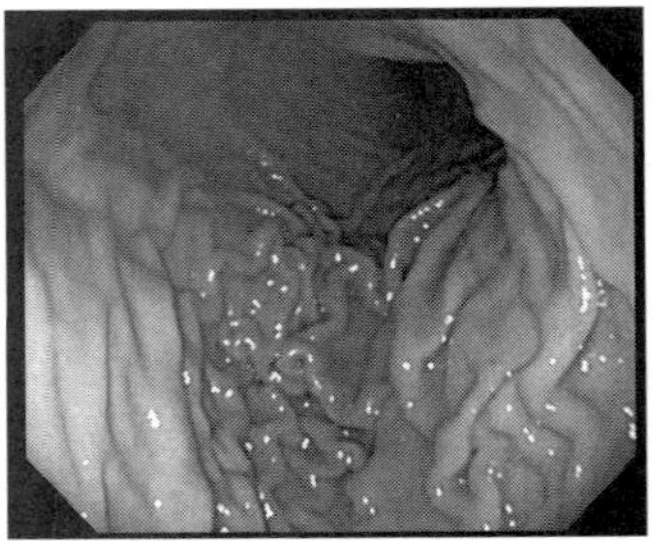

正常胃粘膜

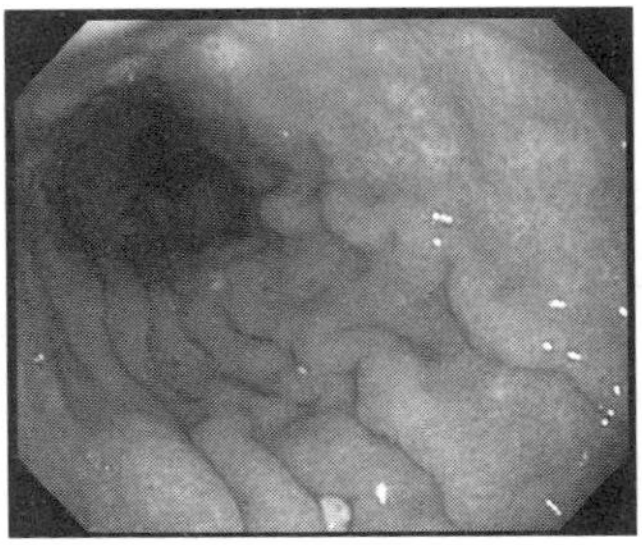

腸上皮化生

し、腸の粘膜に置き換わっていきます。これが腸上皮化生、いわゆる胃粘膜の老化です。前ページに、つるつるしてきれいな《正常な胃粘膜》とくすんだ色調できたない感じの《腸上皮化生》を来した胃粘膜を示しました。胃癌のほとんどは腸上皮化生から発生しますので、胃粘膜の老化をきたさない早い段階でピロリ菌を除菌する必要があります。若いうちに除菌すれば胃癌の発生はほとんど無くなりますが、ある程度年齢を重ねた人では除菌しても胃癌は発生する可能性がありますので、注意が必要です。

胃癌を早期に発見するには、胃カメラが一番です。バリウムの検査では、胃の前壁から発生した早期胃癌を見落とされる可能性があります。ピロリ菌感染を受けている慢性胃炎の方、以前ピロリ菌感染を受けていた人では、ぜひとも1年に1回の胃カメラをお勧めします。ピロリ菌感染のない方でしたら、40歳以降は2年に1回の胃カメラを受けましょう。極めてまれですが、胃癌以外の悪性腫瘍（リンパ腫や肉腫）にも注意が必要だからです。

この半年以内に私が見つけた早期胃癌二例を下に示します。Aの症

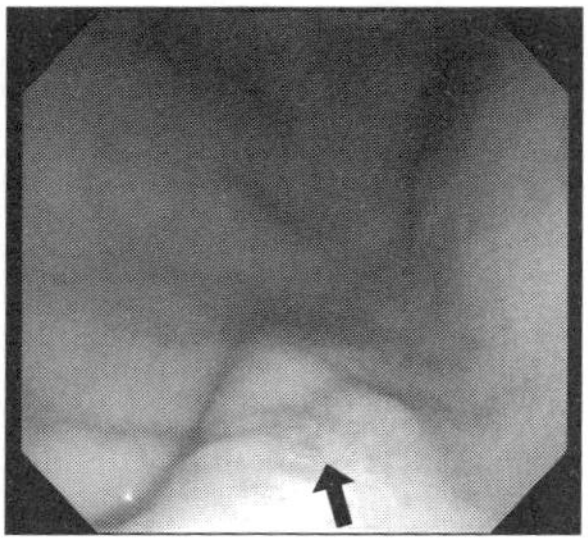

A

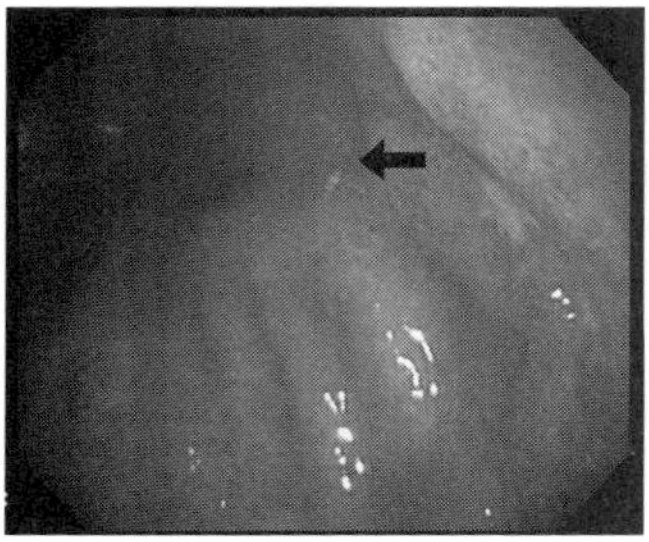

B

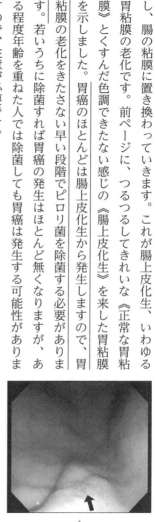

例は88歳の男性で、20年前に早期胃癌で昭和伊南総合病院で私が内視鏡的切除術を行いました。その後ピロリ菌除菌を行いましたが、2年前と２０１８年8月にも早期胃癌が見つかり、昭和伊南総合病院でそれぞれ内視鏡的切除をしてもらい、完治しました。

Ｂの症例は74歳の女性で、12年前にピロリ菌を除菌し、その後、毎年胃カメラを行っていました。２０１８年9月の胃カメラで早期胃癌が見つかりました。内視鏡的切除が可能な病変でしたが、癌の悪性度がやや高かったため、外科的手術が行われました。ピロリ菌を除菌しても、胃癌は発生することがわかるかと思います。

厚生労働省が２０１８年12月、全国の医療機関に情報提供を義務づける癌登録に基づいた、初の全数調査の結果を発表しました。２０１６年に全国で新たに癌と診断された患者は延べ約99万５０００人、２０１５年の調査より約10万人増えました。年齢別では、全体の約4割を75歳以上が占め、65～74歳が約３割で、癌はやはり高齢者に多い病気といえます。癌の部位別順位の結果を下の表に示します。男女合計では、大腸癌が1番になっています。当クリニックでも開業以来約17年間で２６８例の大腸癌を見つけ、

表　2016年　癌部位別　順位

	男	女	男女
1	胃	乳房	大腸
2	前立腺	大腸	胃
3	大腸	胃	肺
4	肺	肺	乳房
5	肝臓	子宮	前立腺

約8割は内視鏡的に切除し根治させています。大腸癌がいかに多い癌かわかるかと思います。ここからは、大腸癌についてお話しします。

便潜血検査は有用か?

体に負担がなく、食事制限もなく、安価である便潜血検査は、検診項目として行われています。1年ごとに便潜血を行うと、大腸癌で亡くなる人が32%減ることが証明されていますので、検診としては有用といえます。しかし、出血の少ない早期大腸癌を発見する精度は、1回の便潜血検査では約30%、2回法では約50%です。便潜血検査では約半分の早期癌が見逃されていることになります。「癌で死なないストラテジー」としては、便潜血検査は心もとないと言わざるをえません。

なぜ大腸ポリープを切除するのか?

大腸ポリープには、主に腺腫《せんしゅ》、癌、過形成性ポリープの3つがあります。腺腫は大腸ポリープの約7割を占め、大きくなると癌に変わっていきます。ですから、腺腫の段階でポリープを切除すれば大腸癌の予防になるわけです。1993年にNew England Journal of Medicineに報告された有名な論文があります。次ページの図に示しますが、この論文で大腸腺腫の切除をすると、大腸癌の8割から9割が予防できることが証明されました。当クリニックでは開業以来、約6800件の大腸ポリープ切除（うち3・9%が早期癌）を行ってきました。当クリニックでは、日本人で一番多い大腸癌をこの伊那谷において予防し、根治させることに貢献してきたと自負しています。

大腸内視鏡検査はいつから、検査の間隔は？

40歳代の方では、約半分の人でポリープが見つかります。40歳を過ぎたら、大腸内視鏡検査を受けるべきです。大腸癌の家族歴のある方でしたら、30歳代で検査をした方がいいでしょう。大腸癌ガイドラインでは、大腸腺腫をすべて切除した方では3年以内に、残存ポリープがある場合や大腸癌の治療歴のある方では1年以内の大腸内視鏡検査が推奨されています。当クリニックでは、初めて大腸腺腫を切除した方、早期大腸癌を切除した方では、1年後に検査するようにお話ししています。過去に治療歴があって大腸腺腫を切除した方では2年後に、ポリープがなかった方や切除したポリープが過形成性ポリープ（腫瘍でなく癌化の心配がない）だった方は3年後の検査を勧めています。開業以来17年、この間隔での大腸内視鏡検査をやっていただいた患者さんで、大腸癌で亡くなった方は1人もいません。

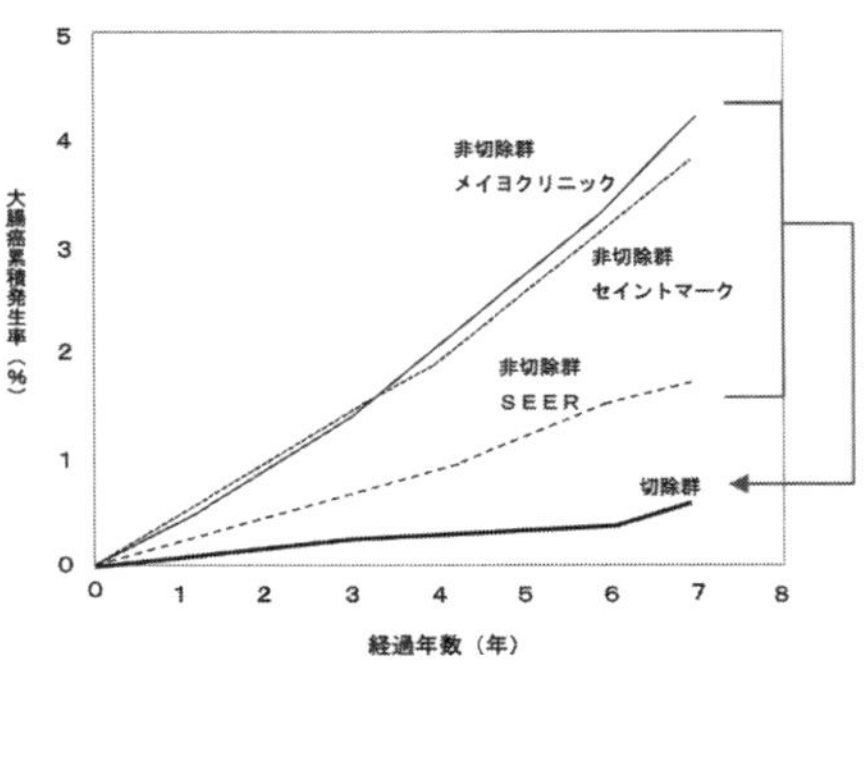

食道癌を早期に見つけるには？

胃癌、大腸癌とお話ししてきましたので、ここで食道癌を取り上げます。クリニックでは、開業以来7例の食道癌を見つけました。クリニックでの胃癌99例、大腸癌268例に比べると、かなり頻度が少ない癌ですが、悪性度は高い癌ですので早期発見が望まれます。高齢の男性に多い癌で、飲酒、喫煙をする方、熱いものをよく摂取する方、アルコール摂取ですぐに顔が赤くなる方、アルコール依存症の方で発癌率の高い癌です。早期に見つけるには、どうしたらいいのでしょうか？

以前よりルゴール染色法という方法があります。ルゴールという色素を散布すると、食道癌の部分は染まらないため、早期で見つけられる確率が高くなりますし、食道癌の拡がりを観察するのに優れた検査法です。しかし、全例にルゴール染色を行うのは検査時間の延長、副作用（胸焼け、嘔気など）の問題もあり、実際的ではありません。

そこで、食道癌の早期発見のために有効とされているのが、NBI（Narrow Band Imaging、狭帯域光観察）と呼ばれる観察方法です。

通常は、赤緑青（RGB）を合わせた白色光で観察しますが、NBIでは、

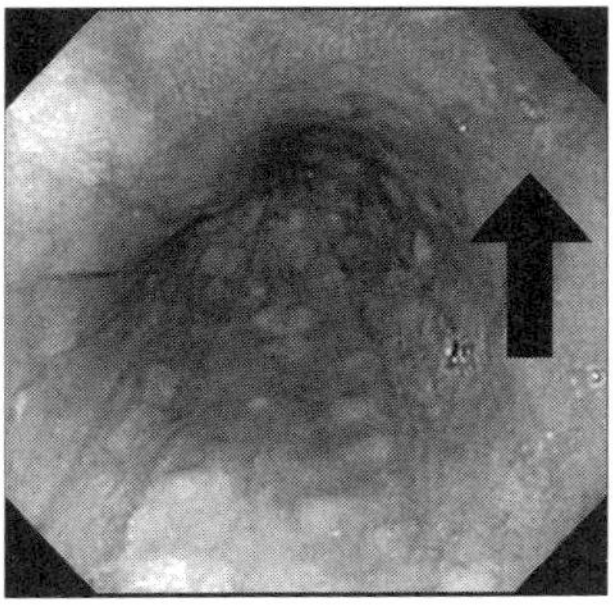

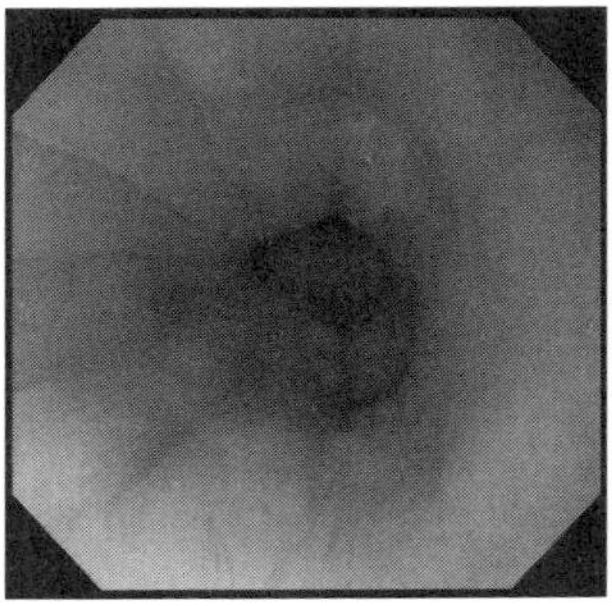

赤を除いた青と緑の光で観察します。癌など毛細血管が豊富な部分が濃い茶色として観察されるため、早期食道癌を見つけるのに最適な方法です。当クリニックでも、食道の観察では必ずルーチンワーク（決まった作業）として行っています。78歳女性の食道の前癌病変を前ページに示します。左の通常観察に比べて、右のＮＢＩでは、病変の部分が茶色帯として観察できます。

ここまでお話しした胃癌、大腸癌、食道癌ですが、早期に見つけるには、医師の技術に依るところが大きいと思います。内視鏡専門医で、内視鏡件数豊富な医療機関で検査を受けましょう。ただし、大きな病院では、研修段階の医師も内視鏡検査を行っています。あまり大きな声では言えませんが、上の先生が全部をチェックしきれない実情があります。当院の宣伝にもなってしまいますが、処理件数に限界があっても、個人でやっている消化器専門クリニックが安心といえるかもしれません。

肺癌は厳しい癌！

男女合計で罹患数が３番目に多い肺癌ですが、死亡数では長年トップの癌です。肺癌の病期（ステージ）別でみると、早期肺癌のステージ１では５年生存率は約８割、ステージ２になると一気に４割に下降し、ステージ３では２割までに下がります。胃癌や大腸癌に比べると、悪性度の高い癌といえます。私の母方の祖父と伯父は肺癌で亡くなりました。２人ともヘビースモーカーでした。祖父はステージ４で治療はできず、肺癌が見つかってから半年程で亡くなりました。伯父は平成23年、咳嗽《がいそう》の精査のため当クリニックで胸部ＣＴ検査を行い、肺癌が見つかりました。ステージ３で、手術と放射線治療を受けましたが、３年程で亡くなりました。余談になりますが、祖父は肺癌の闘病中、伯父や当時学生で喫煙をしていた私たち兄弟に、「タバコは絶対に止めろ」という遺言を残しました。祖母は受動喫煙者だったため、膀胱癌を発症し亡くなりました。喫煙がいかに癌の原因になるかが分かるエピソードです。

肺癌の早期発見にはＣＴが有効！

肺癌で死なないためには、ステージ１の段階で見つける必要があります。ステージ１の肺癌は、大きさでは３㎝以下とされています。通常行っている胸部レントゲン検査では、２㎝以下の腫瘤は見えないことが多いのです。胸部ＣＴ検査では、レントゲンでは判らない５㎜程の腫瘤も見つけられます。当クリニックでは、２００６年よりＣＴ装置を導入し、今までに９例の肺癌を見つけ、うち４例は早期肺癌で手術により根治しました。２０１７年３月胸部ＣＴ検査で

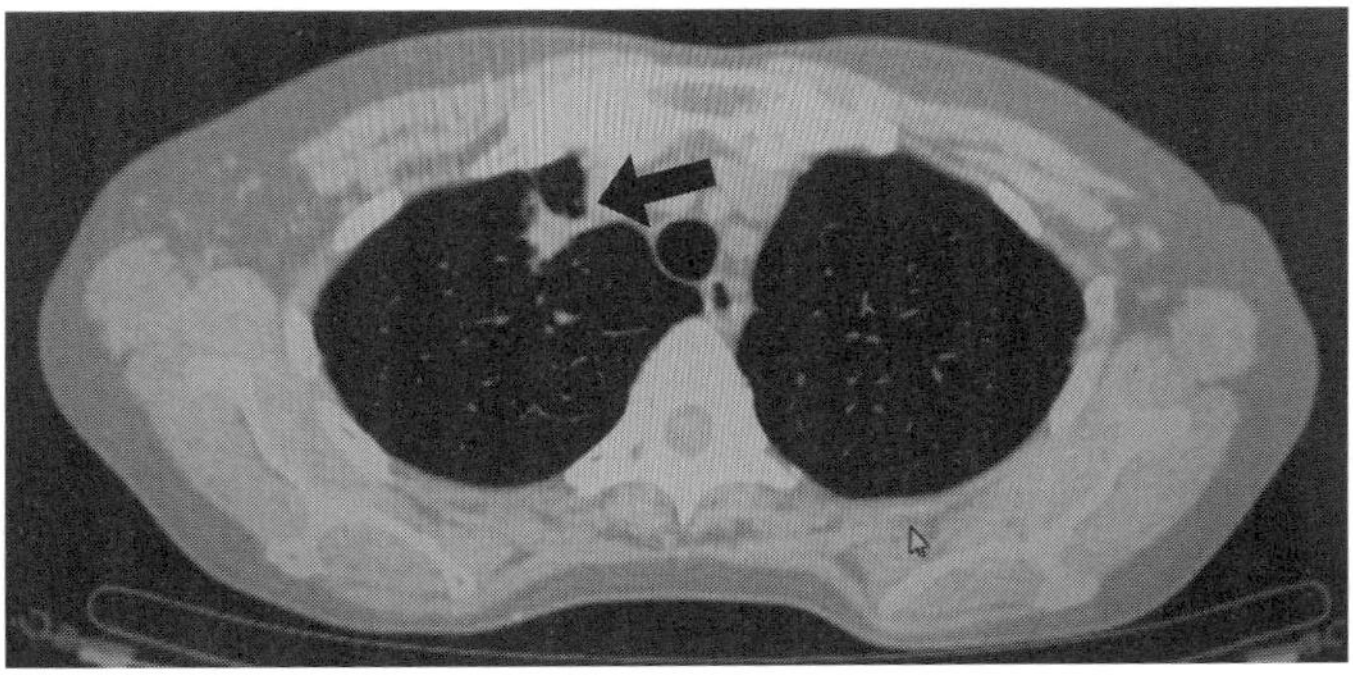

見つけた早期肺癌を前ページに提示します。喫煙歴も受動喫煙もない67歳の女性です。２０１１年（60歳時）より患者の希望で胸部ＣＴ検査を毎年行っていました。右肺尖部（肺のてっぺん）に１㎝の腫瘤が見つかり、昭和伊南総合病院外科へ紹介しました。術前検査で、ステージ1の腺癌と診断され、手術が行われ根治しました。肺の尖部（一番上）にできる肺癌を早期で見つけるのはなかなか困難で（鎖骨と重なる部分のため）、まさにＣＴ検査の威力だと思います。日本国内では一部の自治体で、ＣＴによる肺癌検診が行われています。

喫煙と関連のある肺癌は扁平上皮癌と小細胞癌の2種類がありますが、前記の例のような喫煙と関連のない女性に多い腺癌が最近は急速に増えてきており、肺癌全体の半分を占めるようになっています。ですから、ＣＴ検査に伴うX線被曝の問題もありますが、喫煙歴の有無に関わらず、40歳を過ぎたら、毎年胸部ＣＴ検査を受ける方がいいと思っています（私見ながら）。

２０１８年12月県内で胃腸科を開業されているX先生の胃・大腸内視鏡検査を行いました。私の出身医局の一つ上の先輩で、当クリニックでの検査は6年ぶりでした。X先生から驚くべき知らせがありました。昨年大晦日、私の研修医時代の指導医だったドクターが大腸癌で亡くなられたこと、さらに昨年夏、私の一つ下の後輩ドクターが胃癌で亡くなられたとのお話でした。2人のドクターともに50代という若さです。内視鏡検査を長い間受けていなかったX先生も危機感を覚え、胃・大腸内視鏡検査を当クリニックに受けに来られたというわけです。胃癌、大腸癌は早期に発見すれば命を落とす癌ではありません。私がよく知る、たくさんの患者さんを救ってきたであろう2人のドクターが、50代という若さで亡くなったのは残念でなりません。さて、女性で1番多い乳癌、男性で2番目に多い前立腺癌についてお話しします。

究極の「癌で死なないストラテジー」を行った女優

皆さん、アンジェリーナ・ジョリーという米国の女優さんをご存じでしょうか？　アカデミー助演女優賞も受賞し、ブラッド・ピットとも結婚歴があり、恵まれない子供たちへの慈善活動家としても有名です。彼女の母親は卵巣癌のため56歳で亡くなっており、彼女にも乳癌と卵巣癌の発生が高くなるとされる遺伝子「ＢＲＣＡ１」に変異が見つかりました。医者から「乳癌になる可能性87％」と告知され、２０１３年乳癌予防のために両側乳腺切除に踏み切りました。まさに究極の癌予防のストラテジー（戦略）で、遺伝子変異のある女性に対する乳癌予防切除術や卵管卵巣摘出術が世界的に拡がり、「アンジェリーナ効果」とも呼ばれました。

２０１７年発表された乳癌診療ガイドラインによると、家族性乳癌の頻度は乳癌全体の約2％と報告されています。家族親戚に乳癌発症が多い場合は、遺伝学的検査を受けることが望ましいですが、検査を受けることによる利益、不利益が出てきます。リスクに基づいた予防策が取れる一方で、心理的な問題もあり、遺伝学的検査にはなかなかデリケートな問題があります。私も２０００年長野赤十字病院勤務時代に、遺伝子異常で消化管にＧＩＳＴという腫瘍が多発する家族性遺伝性疾患を発見し、Gastroenterologyという消化器病学では最も権威のある医学雑誌に論文発表しました（待合室にも掲示してあります）。発症した患者さんのご家族ご親戚に同意を得た上で、遺伝学的検査をお願いするわけですが、知りたくないと拒否される方もおられました。遺伝性疾患に関わる場合、遺伝性腫瘍に関する基本的な知識や患者対応の基本的スキルを習得する必要があり、日本では臨床遺伝専門医制度、認定遺伝カウンセラー制度が設けられ、医療者側に適切な対応が求められています。

乳癌を早期に発見するには

日本での対策型検診では、40歳以上の女性に対して2年に1度のマンモグラフィー検診が奨められています。「癌で死なないストラテジー」としては、このような検診では心もとないと言わざるを得ません。なぜなら、通常の癌のリスクは加齢とともに増加しますが、女性ホルモンと関係する乳癌の場合、40代後半でピークを迎え、閉経後はリスクが下がります。注意すべきは30～40代の女性で、乳癌検診は30代からすべきです。テレビキャスターだった小林麻央さんが34歳という若さで亡くなったことから、日本でも乳癌検診の大切さが啓蒙されました。

マンモグラフィーは乳房を透明の圧迫板ではさみ、薄く伸ばして撮影しますので、多少の痛みが伴います。マンモグラフィーは乳癌のサインである石灰化の描出に優れており、シコリを作らない早期の乳癌の発見には優れています。ところが、閉経前で乳腺濃度が高い場合、マンモグラフィーでは病変を見逃してしまう可能性があります。アジア人の若い女性は一般的に乳腺濃度が高いと言われています。ですから、マンモグラフィーに乳房超音波検査を併用することが早期乳癌を発見する上で大切かと思います。X線の被曝リスクも考慮すれば、30歳代では乳房超音波検査、40歳以降ではマンモグラフィーと乳房超音波検査の併用で毎年検診を受けることが理想かと思います。

もちろん、日々の自己検診も大切ですが、なかなか長続きしない女性が多いかと思います。そこでお勧めなのが、ゴボウ茶健康法で有名な南雲吉則先生（元々は乳癌専門の外科医）の乳房検診法です。長続きさせるため、乳癌発見を目的にするのではなく、肌の若さを保つことを目的にします。方法はいたって簡単です。体を洗う時に、ナイロンタオルやスポンジを使わず、手のひらで石けんを泡立てて体中をなで洗いすればいいのです。これでは汚れが落ちないと思うかもしれませんが、この方法の方が皮膚の保護膜が維持され、若々しい肌を維持できるのです。皮膚の乾燥を防ぎ、かゆみも出づらくなります。私もずっとこの方法で体を洗っています。胸のシコリばかりではなく、脇の下、首や鼡径《そけい》部（脚の付け根）のシコリも見つけやすくなります。非常にまれとはいえ、男性でも乳癌の発生はあります。男性では乳房のシコリを乳癌とは思いもしないため、重症化するまで放置されやすいので、注意が必要です。

前立腺癌の早期発見にはやはりPSA

前立腺特異抗原PSA値の測定による前立腺癌検診が、前立腺癌死亡率を有意に低下させることが証明されています。前立腺癌は血行性に骨転移することが多い癌です。排尿に関する症状が出てから発見される前立腺癌では、約3割で骨転移がみつかります。骨転移する前の早期に前立腺癌を見つけるには、PSA値の測定は非常に有用です。

一般的に50歳以上になると前立腺癌は発生しやすくなります。現在、日本の約8割の市町村で50歳からのPSA値測定による前立腺癌検診が行われていますが、人間ドック検診の受診機会のある方では、40歳代からのPSA検診が勧められています。将来、前立腺癌になる危険性が予測でき、また将来前立腺癌と診断された場合、PSA値の変化が情報として役立つ可能性があるからです。PSA値の正常範囲は4.0ng／mℓ未満ですが、正常範囲であっても値によって将来予測が変わってきます。PSA検査で1.0ng／mℓ以下の方では、その後5年間で4.0ng／mℓ以上となる可能性は1・3%と低く3年毎の測定で大丈夫です。一方で、PSA値が1.1～2.0ng／mℓではその後5年間で4.0ng／mℓ以上となる可能性は7・5%、2.1～3.0ng／mℓでは30%、3.1～4.0ng／mℓでは62・5%と高くなります。したがって、PSA値が1.0ng／mℓ以上の方では、毎年検査を受けることが望ましいです。

PSA値が4.0ng／mℓ以上で、直腸診、超音波検査、MRI検査を受け、前立腺癌が疑われた場合、確定診断のため、前立腺生検が必要になります。通常、前立腺に8～12箇所に細い針を刺して組織を採取して、組織学的に診断します。前立腺生検を行った場合に20～40%で前立腺癌が見つかる一方で、60～80%の方では癌と診断されませんが、早期発見という観点からはこれは仕方ないことかと思います。

肝臓癌を早期発見するには?

全癌死亡数で5位の肝臓癌ですが、当クリニックでは開業以来、超音波検査で11例を見つけています。肝臓癌の約6割はB型・C型肝炎ウイルス感染が原因で、胃癌がピロリ菌感染と深い関連があるのとよく似ています。残りの4割は原因が分かっていませんが、糖尿病、脂肪肝、肥満、脂質異常症、アルコール摂取などが肝臓癌の危険因子と考えられています。肝臓は「沈黙の臓器」と呼ばれる程ですから、肝臓癌は症状もなく静かに進行します。

肝臓癌の早期発見にはまず、B型・C型肝炎ウイルスを持っているかどうかをチェックする必要があります。当クリニックでは、胃・大腸内視鏡検査後のスコープ消毒の関係で、検査前に必ずチェックしています。献血の際にも、必ずチェックされる項目ですので、自分が感染しているかどうかを知ることができますし、人間ドックでもチェック項目になっています。もしB型・C型肝炎ウイルスの感染が判明すれば、肝臓内科専門医による抗ウイルス療法を行う必要があります。ウイルスの増殖を抑えて肝炎を沈静化させることで、肝臓癌の発症・死亡リスクが抑えられることが科学的に証明されています。

２０１７年度版の肝癌診療ガイドラインによれば、B型・C型肝炎ウイルス感染のある方では、６ヶ月毎の超音波検査、肝臓癌の腫瘍マーカー（ＡＦＰ、ＰＩＶＫＡ-Ⅱ）測定が推奨されています。肝硬変になっている患者さんでは、３～４ヶ月毎の同検査、さらに６～12ヶ月毎のＣＴあるいはＭＲＩ検査の併用が望ましいとされています。Ｂ型・Ｃ型肝炎ウイルス感染がなくても、脂肪肝や糖尿病のある方、アルコールをよく摂取される方では、１年に1回は超音波検査を受けるべきでしょう。

胆石持ちの方は胆道癌にご注意を！

罹患数では６位の胆道癌ですが、２０１６年に54歳で亡くなった女優の川島なお美さんは胆管癌でした。肝臓で作られた胆汁が流れる胆管、胆汁が貯蔵される胆嚢にできる癌両方を「胆道癌」と呼びます。胆道癌の発症原因はまだ解明されていませんが、長年持続する炎症が一つの原因と考えられています。胆石があると胆嚢に慢性的な炎症が加わり、胆石患者の１％の患者で胆嚢癌が発症します。胆石で胆嚢摘出が行われると、１００人に1人の割合で胆嚢に微小な癌が見つかります。ですので、無症状胆石で手術を行わず経過観察されている患者さんでは注意が必要です。1年に1回は定期的に超音波検査を受け、胆嚢の壁が厚くなるなどの胆嚢癌のサインがないかをチェックする必要があります。

胆管癌は早期に見つけることが難しい癌ですが、血液検査で肝機能の数値ALP（アルカリフォスファターゼ）が高い方では注意が必要です。ALPは胆汁の流れが悪くなると敏感に上がります。鎮痛剤、抗生剤などの薬剤服用により、胆汁うっ滞型の肝機能異常として一時的に上がることも多いのですが、ALPが高い場合は必ず超音波検査を受ける必要があります。胆管癌があると、癌そのものは観察されなくても、肝内の胆管が拡張する所見によって早期に見つけられる可能性があるからです。

「癌の王様」膵臓癌《すいぞうがん》

早期膵臓癌に当たる病期Ⅰ期でも5年生存率は4割、病期ⅠからⅣ期全体の5年生存率は1割を切ります。進行が早く悪性度が高いため、「癌の王様」とも呼ばれています。著名人では私が大ファンだった元横綱千代の富士、プロ野球監督星野仙一さん、アップル社を創業したスティーブ・ジョブスなどが膵臓癌で亡くなっています。最近は増加傾向の癌で、全癌死亡数では4位になっています。当クリニックでは開業以来8名の膵臓癌を見つけていますが、6名は亡くなり、2名はCT検査で見つかり現在闘病中です。クリニックで経験した2例の膵臓癌の症例を紹介します。

57歳女性、当クリニックで行った検診での腹部超音波検査で、膵臓内を走る主膵管（膵液の流れる管）の拡張を認めました。症状は全くありませんでした。昭和伊南総合病院消化器科で精査を受け、径17㎜の膵頭部癌（膵臓は横に細長い臓器で、頭部、体部、尾部、鈎部と解剖学的に分けます。次頁の図）

と診断されました。根治が望めると、同院外科で8時間に及ぶ膵頭十二指腸切除術を受けました。手術はうまく行ったのですが、癌は周囲の血管にわずかに浸潤していました。抗癌剤治療を受けましたが、1年7か月後に亡くなりました。

もう一例は68歳男性、当クリニックで4月に行った超音波検査、CT検査では膵臓に異常は見られませんでした。7月初旬より上腹部痛が出現。昭和伊南総合病院消化器科へ紹介しました。同院でCT検査が施行され、消化器科の先生からは一旦は特に異常はないと告げられました。ところが、2、3日後に同院から患者に連絡があり、信州大学放射線科医の読影により、膵鈎部から門脈（図参照）に浸潤する境界不明瞭な膵臓癌と診断されました。病期Ⅳ期で手術不能であったため、相澤病院で抗癌剤治療を受けましたが、診断から1年2か月後に亡くなりました。

この2症例からも分かるように、膵臓癌は早期発見が難しい、症状が出てからでは助からない厄介な癌といえます。患者さんからもよく膵臓癌について聞かれますが、「私も膵

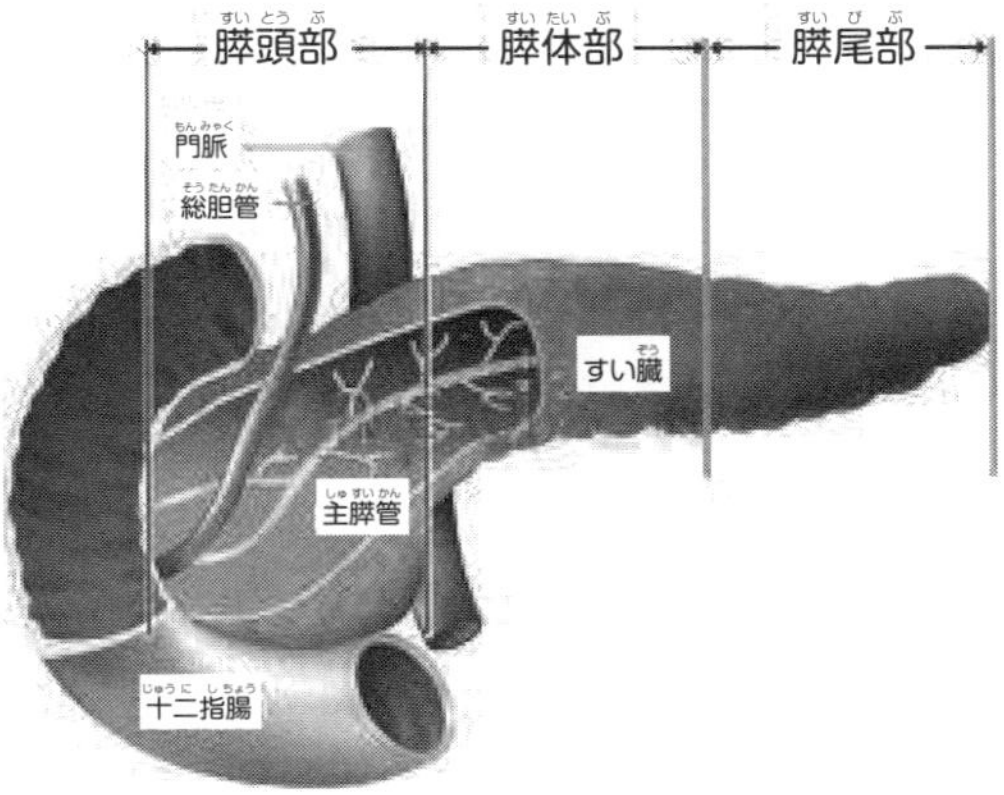

臓癌だけにはなりたくないですね。もし膵臓癌になったら覚悟を決めます。」とお話ししています。それでも、「癌で死なないストラテジー」と題しているのですから、少し希望の持てるお話をします。

膵臓癌で助かるためには症状が出ない、病期Ⅰ期でしかも1cm以下の超早期に見つけなければなりません。瀬戸内海に面した尾道（おのみち）市で取り組んでいる《尾道方式》を紹介します。まず、膵臓癌になりやすい危険因子を下の表に示します。エビデンス（証拠）レベルBは科学的根拠があり検査を行うように勧められる、レベルCは科学的根拠はないが検査を行うように勧められる、を示しています。尾道方式では、危険因子を2つ以上持っている方に、地域医療機関で腹部超音波検査を行います。主膵管の拡張、膵のう胞（水袋）が見つかった場合、JA尾道総合病院にて超音波内視鏡、CT検査、MRI検査による精査を6か月間隔で行います。こういった取り組みで、超早期の膵臓癌が発見されるようになり、5年生存率は病期Ⅰ期で全国平均の4割から8割に増加し、全体でも5年生存率は1割未満から2割以上と改善がみられました。尾道方式のように膵臓癌の早期発見のために地域全体で取り組んでいる所は、ほとんどありません。少しでも早期での膵臓

膵臓癌危険因子	エビデンスレベル
膵臓癌家族歴	B
遺伝性膵炎	C
糖尿病	B
肥満	B
慢性膵炎	B
膵管内乳頭粘液性腫瘍	C
喫煙	B
アルコール	C

癌発見を目指すならば、危険因子のある方では、腹部超音波検査のできるかかりつけ医で、半年に1回の検査を受けるのがいいでしょう。

積極的な子宮癌検診を

子宮は解剖学的に出口の頸部、奥の体部に分けられます。頸部から発生する癌が子宮頸癌で、ヒトパピローマウイルス（HPV）感染が主な原因です。2009年日本でも10歳代前半の女性に対してHPV感染予防の子宮頸癌ワクチンが始まりました。副反応としての脳脊髄炎（約430万接種に1回）、慢性的に痛みが出る原因不明の病気（約860万接種に1回）が大きく取り上げられたため、国からの接種推奨が見合わされています。子宮頸癌は若年でも発症するため、子宮頸癌検診（子宮頸部をこすって細胞を採取して顕微鏡で診断する細胞診）は20歳以上の女性に対して2年に1回の検診が奨められています。

一方、子宮奥から発生する子宮体癌は閉経以降に発生する癌です。危険因子として肥満、高血圧症、糖尿病、未経産、不妊があります。子宮体癌を早期に発見するには、50歳以降で危険因子があれば、婦人科を受診して定期的に子宮体部の細胞診や経膣超音波検査を受ける必要があります。子宮癌検診は受診率が10％台と低いことが問題になっています。乳癌と同様、今後の啓蒙活動が必要と思います。

癌の予防、早期発見法についてお話ししました。皆さん、癌で死なない策を積極的に講じていきましょう。

（すずらん新聞第２０１号～２０４号　２０１８年12～19年3月発行）

コラム2

「すずらん新聞　第２００号」２０１８年11月19日発行

※新聞記事からの転載のため、本文との重複箇所や年齢等も発行当初のまま掲載しています。

すずらん新聞

すずらん新聞 第200号
まえやま内科胃腸科
クリニック
〒399-4117
長野県駒ヶ根市赤穂
14632-4番地
TEL：0265-82-8614
FAX：0265-83-7388
e-mail：med-suzuran
@muf.biglobe.ne.jp

『すずらん新聞200号を記念して』

院長　前山　浩信

2002年4月1日まえやま内科胃腸科クリニックを開業し、毎月1回発行してきたこの院内新聞も今回で200号となります。下が記念すべき創刊号コピーですが、クリニックの3つのスローガン『思いやりの医療、良質でわかりやすい医療、健康を保つ医療』が語られています。

すずらん新聞では、健康に関するトピックス、クリニック関連のイベント紹介（健康教室、年2回開催してきた「すずらん音楽会」、静岡児童合唱団駒ヶ

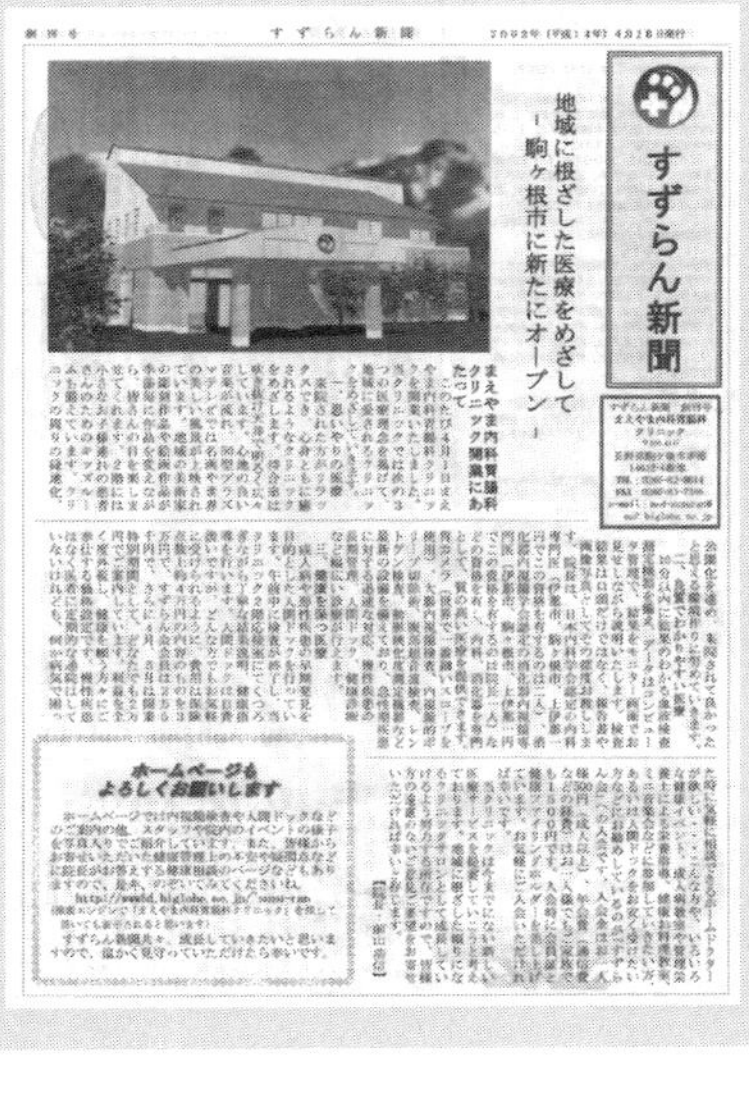
創刊号　すずらん新聞　2002年（平成14年）4月1日発行

すずらん新聞

地域に根ざした医療をめざして
― 駒ヶ根市に新たにオープン ―

ホームページも
よろしくお願いします

根公演～すずらん大音楽会～など）、私のマラソン・トライアスロンへの挑戦記、私が所属する男性4人の『こもれびカルテット』の活躍、スタッフ紹介（現在4つの事業で40数名のスタッフがいます）、新たに始めた事業（通所リハビリこもれびの家、すずらん病児保育室、放課後等デイサービス宮田わくわく学び塾）の紹介、スタッフによるコラムなどを掲載してきました。

健康に関するトピックス記事を書くに当たっては、書籍（現在までに優に200冊以上を読みました）、新聞記事、インターネットからの情報、医療関係の講演会やセミナーからの情報を参考にしてきました。当初は、ネタを探すのに苦労して、産みの苦しみを感じていました。ここ数年は、読んでもらう方々に有益な情報を提供して喜んでもらおうと、毎回楽しく新聞作りをしています。クリニックの患者さんから、「読むのを楽しみにしています」、「新聞の書いてあることを実行して体の調子が良くなった」、「私の友人にコピーして送っているよ」などの嬉しい感想をいただき、皆さんの温かな声に支えられて、200号まで続けられたと思っています。

さて、今回はすずらん新聞の愛読者で、メールや手紙で時々感想をいただいているお2人の方からご寄稿をいただきました。ご紹介させていただきます。小出俊美さん（次ページ写真右、2011年佐渡トライアスロンでのスナップ）は、マラソンで知り合った66歳の元オリンパス勤務の方です。この新聞の読みやすい構成の仕方を教えてくれたり、私のトライアスロンへの挑戦ではサポーターとして支えていただきました。クリニック開業以降、さまざまな場面でご助言をいただき、私にとって師匠といえる方です。

『すずらん新聞２００号発行に寄せて』　小出俊美

16年８ヶ月に及ぶ２００号目のすずらん新聞発行に、心より敬意を表します。私と、すずらん新聞の出会いは、今から14年前になると思います。その頃は、前山さんが原稿を作成し、新聞紙面の編集以降は小児科医の弟さんのお嫁さんにお願いしていたと記憶しています。その後、前山さんがすべてを完結させる新聞に切り替わりました。私は、その紙面を見て、内容は良いものの、何か読みづらく構成も今一だと感じたものですから、新聞の見出し、割り付け、カット位置等々の構成についてアドバイスをさせて頂いたことが、懐かしく思い出されます。

その後も各月発行の新聞を心待ちに、楽しく読み続けてき

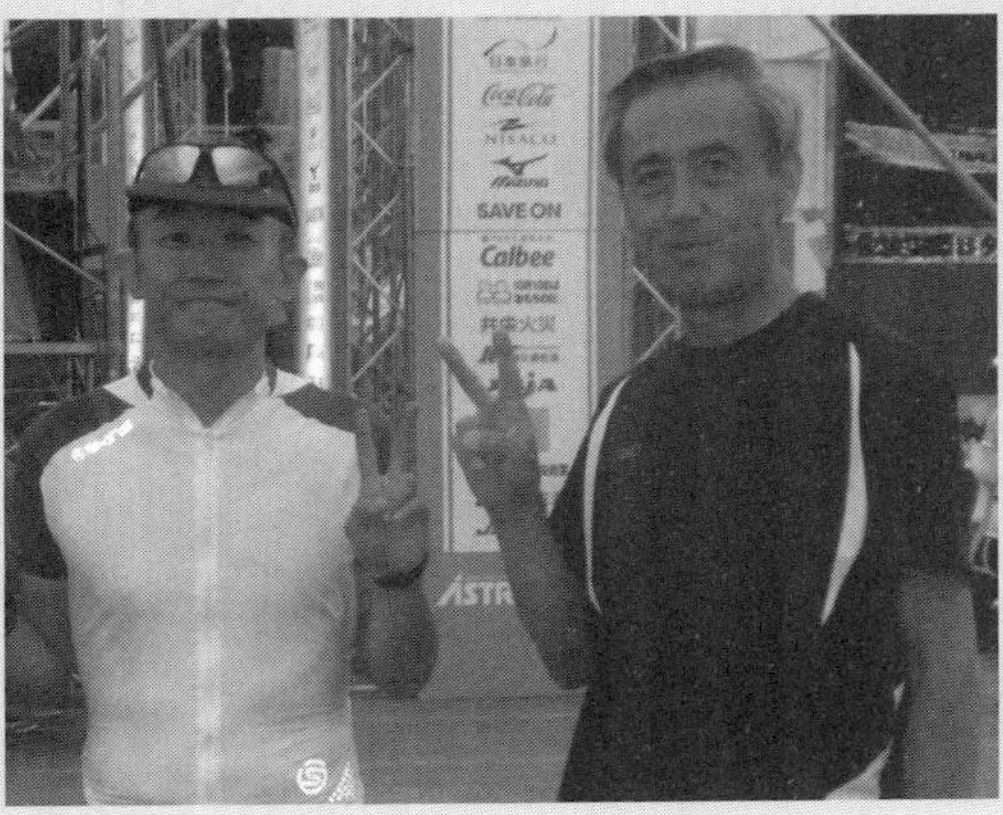

ています。特に、ここ2年間のすずらん新聞は、『前山さんの魂が生き生きと躍動している』という感動を起こさせる立派な新聞で、『人を幸せにして、地域社会に貢献する』といった視点が明確になり、バランス良く読者や地域に根差した内容になっていると強く感じます。

最後に、３００号に向け私達が健康で長生き出来る情報源として、益々進化し続けることを期待しています。

小出さんからの温かで適切なご助言ご指導で私自身が変わっていき、それとともに新聞も進化してきたと思っております。小出さんにはこの場を借りて感謝申し上げます。さらに切磋琢磨して、

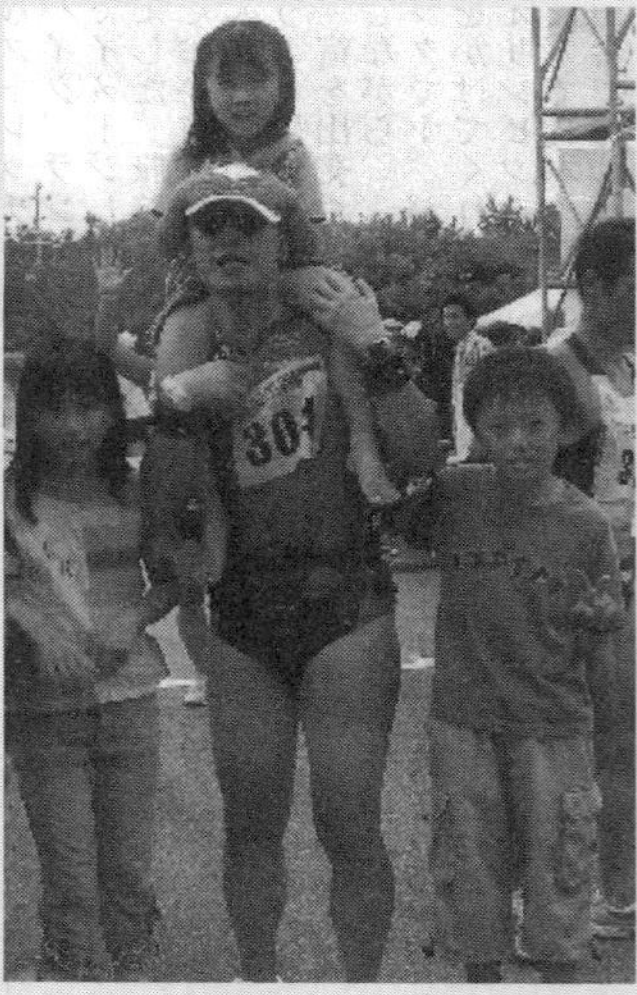
2004 年

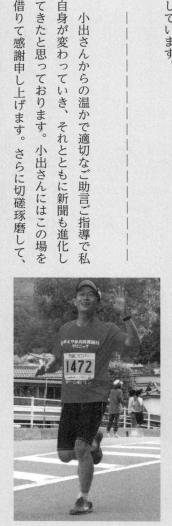

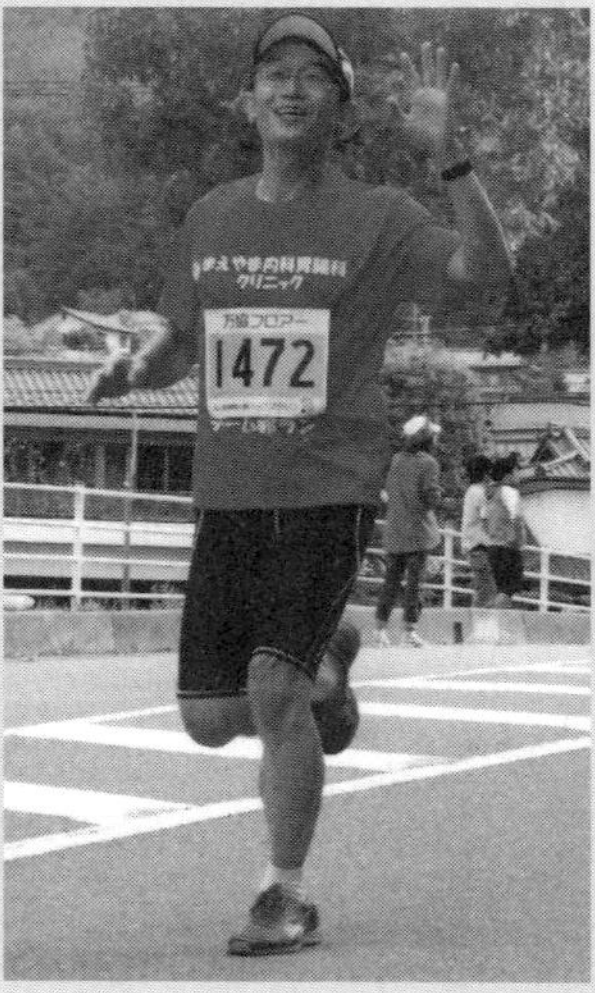

2015 年

皆さんに喜ばれる新聞作りに邁進していきたいと思います。

すずらん新聞を発行するに当たっては、さまざまな情報を入手し、それを分かりやすく皆さんに伝えようとする作業を毎月1回することになります。これは医師としての私自身のスキルアップになっていると思います。診療場面で、新聞に書いた内容を患者さんに伝えたり、関連した新聞のコピーを患者さんに渡すこともあります。

新聞で紹介した内容は、私の日々の生活の中でほとんど実行してきました。それによって私の肉体は大きく変わり、同年代の人と比べると老化の進行が遅いと思っています。前ページ写真右は、マラソンを始めて6年目の2004年トライアスロン完走時のものです。写真左は、2015年信州駒ヶ根ハーフマラソンの時のものです。どちらも体重は67kgと変わりませんが、体は筋肉質となって若々しさを維持できていると思いませんか?

さてもうお1人、200号記念にご寄稿いただいた方をご紹介します。私が医師になって3年目、レジテントとして上田市の東信病院（現在、国立長野病院）に勤務していた時に出会った井口桂子さんです。

『すずらん新聞200号おめでとうございます』　井口　桂子

私は前山先生にとって記念すべき患者のひとりです。出会いは27年前の上田市東信病院（当時）。重症肺炎の患者として緊急入院した私を担当して下さったのが、若き日の前山先生でした。何度も危篤になり、死亡率95％とか言われていたのに、2ヶ月間、年末年始の休みも返上して助けて下さいました。退院後、「初めて命を救ったよー！」と、あののび太に似た笑顔でおっしゃった時は内心ビックリものでしたが……（笑）

その後、卵巣・膵臓と病を重ね手術を受けてきた折にも、お手紙でアドバイスをいただきました。主人の仕事の都合で長崎に移ってからも、毎月すずらん新聞を届けて下さっています。新聞のおかげで、義父の晩年、認知症が進んだとき、義父は認知症になる程長く生きることができたんだ……と受け止めることができました。大好物だった菓子パン・牛乳セットも、これじゃアカン！　と和食中心にするようにしています。新聞を送っていただくのには、手間も掛かるでしょうし申し訳ないのですが、毎月楽しみにしています。

2002年6月にクリニックを開業された際に送って下さった案内の葉書に、「地域に愛され信頼されるクリニックを目指して精進していく所存です……」とあります。その誓いの言葉通りの道を歩んでこられたと思います。膵臓の病気が発覚した時、その原因は肺炎の際にやむなく使った大量の薬剤にあるかもしれないので、主治医にそのことを言うように……そしていつでも連絡して下さいと、ご自身の携帯番号を添えたお便りを下さいました。まさに神対応！　その誠実なお人柄で地域に貢献されてこられたこと、頭が下がります。

医療だけでなく、音楽やスポーツ等、さまざまな活動で笑顔の輪を拡げておられる先生。すずらん新聞で紹介される沢山の力強いスタッフに囲まれ、これからも頑張って下さい。

フレーフレーのび太！！

――――――――――――――――――――――――――――――

井口さんとの出会いで命の尊さを改めて知り、医師としての使命を全うしようと肝に銘じることになりました。井口さんは、私の医師としての歩みに大きな影響を与えてくれた患者さんです。ちなみに、私ののび太から見た井口さんのイメージは「ちびまる子ちゃん」です（笑）。井口さんからは時々、すずらん新聞に対する感想や激励のお手紙、お葉書をいただいています。そんな中、「すずらん新聞の内容を本にしたらどうですか」とお便りをいただいたことがありました。「いつか本にしますね」とお返事しましたが、この200号を機に、すずらん新聞に書いてきた健康に関するトピックスをまとめて、本を出版する決心をしました。来年中には達成しますので、皆さんお楽しみに！　買って下さいね。

次のすずらんコラムを担当した小松さゆりは、開業以来クリニックの顔としての受付業務以外に、医療法人の経理、私の秘書としてマルチに活躍してくれています。貴重なスタッフです。

第67回すずらんリレーコラム　クリニック受付　小松　さゆり

すずらん新聞発行200号　おめでとうございます。

開院と同時に「地域に根ざした医療をめざして」と題し新聞が発行されて16年。一言で16年と言っても毎月毎月、1回も休むことなく新聞作りをされてきた院長の苦労は計り知れません。患者さんが「先生っていつ寝てるんですかね?」と良く言われることがありますが、私もそう思います。毎月10日すぎに「今月のすずらん新聞の原稿どうしますか?」と打診するとカレンダーとにらめっこして「えっ、もう?」と、院長の顔から見てとれます。

すずらん新聞はまさに医療法人すずらんが前進し続けてきた16年のあゆみ、そのものです。当初より110号（2011年5月）までA4サイズで細かな文字で盛り沢山でしたが、次号よりB4サイズで紙面も大きくなり読みやすくなりました。スタッフ紹介のスタッフの顔もいい表情がより見えるようになりました。何より変わったのは、すずらん新聞を通院されている患者さんにも広く読んでいたくように受付カウンターと玄関先に置くようにしたことです。感想を言ってくれる方、○○号のコピー下さい、スタッフコラムは楽しいね。など、患者さん、こもれび利用者さんと話をする機会が増え、新聞を通して良いコニミュケーションに繋がっていると思います。以前、院長が開業にあたり三つのこだわりの中の一つに挙げた「スタッフと患者さんが交流できる場を作りたい、その中の1番がすずらん新聞です」と言っていました。色々な病気を取り上げわかりやすく説明してくれる内科トピックス、スタッフ紹介、写真盛り沢山のマラソン、駅伝奮戦記などの内容がまさに院長が描いている思いが新聞を通してみなさんに伝わっていると思います。これからも苦労があると思いますが大勢の方が楽しみに待っていてくれます。そしてこれからも思いは伝わり続けていくと思っています。私たちスタッフも努力をしていきますので、今後もすずらん新聞をご愛読いただきますようお願いいたします。

最終章　ミラーニューロンで社会を変える

皆さん、ミラーニューロンって聞いたことがありますか？　ミラーは「鏡」、ニューロンは「神経細胞」、ですから、ミラーニューロンは鏡の役割をする脳にある神経細胞のことです。今回はミラーニューロンに焦点を当て、ミラーニューロンを活用した子育て方法や生き方についてお話しします。

ミラーニューロンの働きとは？

１９９６年､イタリアの脳科学者リゾラッティらがサルの脳で発見したのがミラーニューロンです。ミラーニューロンの発見は、遺伝子の設計図であるＤＮＡの発見に匹敵するとされ、世界各国で盛んに研究が行われています。

ミラーニューロンの基本的な働きは、「相手の動作を見ている時に、自分が動いていなくても、自動的に相手のまねをする」というものです。具体的な例でお話しします。食事の際、赤ちゃんの口にスプーンを近づけて親がアーンと口を開けて見せると、赤ちゃんも口を開けます。誰かがあくびをしているのを見ると、自分もあくびをしてしまいます（眠気の伝染！）。これがミラーニューロンの働きです。あなたが結婚式でスピーチを頼まれた人の隣に座っているとします。あなたは緊張する必要がないのに、その人の順番が近づくとだんだんと緊張していきます（経験ありますよね）。他人同士の脳でも、実は無線ＬＡＮのようにつながっていて、緊張している人の脳を自動的にまねてしまうのです。これもミラーニューロンの働きです。

人間が生まれて成長していく課程で、鍵をにぎっているのがミラーニューロンです。赤ちゃんは親や周囲の人たちのまねをしながら、行動や言語、感情を学んでいきます。ミラーニューロンは人間が人間として成長していく上で重要な役割をになっていることが解明されており、多くの研究によりさまざまな知見が得られています。

クリニックの看護師酒井師長から、ＴＶで放映されていた面白い話を往診の移動中に聞きました。ある関東地区の県では、子供たちが横断歩道で渡ろうと待っていても、ほとんどの車が停まらないそうです。一方、長野県では子供たちが横断歩道で待っていれば、ほとんどの車は止まるそうです。子供たちは渡った後、必ず振り向いて頭を下げます。この辺では当たり前の風景で、長野県人の真面目な気風が伝わるエピソードですが、これも実はミラーニューロンの働きなのです。社会全体も実は、ミラーニューロンでつながっているのです。

子育てとミラーニューロン

「子供は親の背中を見て育つ」、「子は親の鏡」、どちらもよく聞く言葉ですが、脳科学的にはミラーニューロンの働きをまさに言い当てたものです。モーツァルトの逸話を例に挙げて紹介します。

モーツァルトの父親は、ザルツブルグの宮廷楽団のバイオリニストでした。幼かった頃のモーツァルトは特別な音楽指導を受けていませんでしたが、5歳上の姉が父親から受けるピアノ指導をいつも見ていたそうです。モーツァルト3歳のある日、姉の指導が終わった後に突然、「ぼくも弾いてみたい！」と言い出したのです。弾けるわけがないと首を横にふる父親をよそに、モーツァルトは今さっきまで姉が弾いていた曲を間違えることなく弾いてしまったのです。その翌年、今度は家で開かれた演奏会のことでした。バイオリンとビオラの演奏が終わると、モーツァルトは「ぼくも一緒に演奏したい！」と言い出しました。反対をする父親をよそに、手にしたこともないバイオリンで、見事に同じ曲を演奏してしまいました。天才モーツァルトを語る逸話ですが、ここにもミラーニューロンが働いています。子育てをする上で、このミラーニューロンを上手に使わない手はないという訳です。

ミラーニューロンを育てて子供の共感力を育てよう！

人は生まれると、家ではお母さん、お父さん、兄弟姉妹、おじいちゃん、おばあちゃんとふれあいながら育っていきます。保育園、幼稚園に通うようになると、先生やお友達、お買い物に行けばお店の人、具合が悪くなればお医者さん、看護師さんなどとも接します。社会に出れば、実に多くのさまざまな人と関わりながら生きていきます。この時に大きな力になるのが「共感力」です。共感力とは、人と共に生きる力、相手の気持ちを理解して寄り添える力ともいえます。共感力がある人間は、人に対する思いやりの心があり、コミュニケーション能力も高くなるため、仕事をする上でも仲間と一緒にがんばることができます。

ミラーニューロンは、感情を自分の脳の鏡に映してまねることで、同じ感情を感じ取ります。子供の共感力を育むためには、子供が自分の気持ちを理解してもらえることの喜びを知ることが大切です。小さなお子さんをお持ちの親御さんがよくやっていることで、特別なことではありません。親御さんは赤ちゃんが笑っていれば「うれしいの～」と笑顔になりますし、泣いていれば「どうしたの～」と悲しい顔になりますよね。子供が楽しい思いをすれば「よかったねえ」、転んで痛い思いをすれば「いたかったねえ」と自然に声をかけます。子供の気持ちをそのまま受け止めて、「こわかったね～」とかその時の子供の気持ちを声に出して伝えてあげる、そうすると、子供はたくさんの感情を知ることができます。子供が気持ちを受けてもらえて嬉しいと感じられれば、自分は大切な存在なんだという「自己肯定感」も育ちます。自己肯定感があれば、意欲的に人とコミュニケーションを取ることができ、生きる上での自信につながります。

子供が表現するさまざまな感情を、お母さん、お父さんはじめ、子供と接する人たちがまねて見せてあげる、そうすると、子供のミラーニューロンが発達して、共感力を育てることになります。

絵本の読み聞かせが大切な理由

絵本の読み聞かせが子供たちの成長に大切なことは、今まで多くの育児書で語られてきたことです。私も現在6歳と3歳の男児の子育て中ですが、絵本を持ってきて「読んで」と言われれば、時間を惜しまずに読んであげるようにしています。家内も絵本の読み聞かせに多くの時間を割いてくれています。私は感情を込めて、抑揚をつけてオーバーに読むようにしています。そうすると、子供たちは笑顔になりますし食いついてきます。「もう1回」と何度も読ませられますが……

絵本の読み聞かせで、東京医科歯科大学で行われた研究を紹介します。読み聞かせをしているお母さんと子供の脳がどのような状態になっているのか、近赤外線を使った光トポグラフィーという装置で調べたものです。絵本の読み聞かせをしている時のお母さんの脳では、前頭前野のコミュニケーションに関わる領域がよく働き、特に感情を込めて読んでいる時に、前頭前野がことのほか強く働いていることがわかりました。一方、子供の脳では、前頭前野よりも感情を作り出す脳の領域が活発に働くことがわかったのです。絵本の読み聞かせは、楽しい、嬉しい、悲しい、寂しい、悔しい、怒っているなどのさまざまな感情を、子供の脳の鏡に映し出し、感情を豊かにするのです。まさに、ミラーニューロンに働きかけ、相手の気持ちを察する共感力を育てる最強の子育て術といえます。

ミラーニューロンを使って本好きな子供に育てる

わが家には絵本に限らず、トーマス・動物・魚・恐竜・星などの図鑑もあります。朝になると家内が収納場所に片づけますが、子供たちは思い思いに本を取り出して、あちこちで眺めたり、「読んで」と私たちにせがんだりします。寝る前にはあちこちに本が散乱する状態になっています。２人の子供は本好きに育っているなと嬉しく思っています。実は、子供を本好きにさせるために私が実行してきたことがあります。それは、子供の前で私自身が本を読むということです。家でもどこか外に出掛けた時でも、子供が遊んでいるところを見守っている時などは、私は本を読むようにしています。子供の図鑑なども読むようにしています。もうお分かりだと思います。ミラーニューロンです。子供は私が夢中になって本を読む姿を、自然とまねるようになるのです。子供が小さくて逐一対応をしないといけない時期のお母さんには難しいと思いますが、お父さんには出来ると思います。本好きでない方にはちょっと無理と思われるかもしれませんが、子供の図鑑などは読んでみると案外と面白いですよ。ぜひ、やってみて下さい。

親のあり方が子供の成長の鍵をにぎる！

遺伝の設計図であるＤＮＡと同じくらい、人間の成長にはミラーニューロンが重要な働きを果たしているのです。高学歴の社会的にも認められている親御さんの子供が、必ずしも立派に育つとは限りません。「私の子だから、できるはず」という気持ちで育てると、人間にとって大切な共感力を伸ばす基本的な子育てがおろそかになります。頭はいいけれど協調性のない、社会では生きづらい人間になってしまいます。

日本では千葉県野田市での10歳の女児が親の虐待で死亡した事件を受け、子供への虐待が大きな社会問題になっています。２０１９年6月には、児童虐待の防止強化に向けて児童福祉法が改正され、親が「しつけ」として体罰を行うことの禁止、児童相談所の体制強化、子供の安全確保などが法律化されました。虐待が増加したのも、実は社会がミラーニューロンでつながっているからです。悲しいことですが、虐待を受けて育った人の多くが、自分の子供にも虐待をしてしまいます。

子供は身近にいる親御さんを見て、親御さんの振る舞いをまねして成長します。まさに「子供は親の背中を見て育つ」です。私たち親は襟《えり》を正して子供と接しないといけませんが、私は社会の劣化、現代人の脳の劣化が虐待増加の原因と思っています。食事を改善し、メディア媒体との関わり方を考え直す必要を強く感じます。

ここまで、ミラーニューロンの紹介、ミラーニューロンが子育てにいかに大切かということをお話しいたしました。ここからは、子育てとの関わり、ミラーニューロンと暗示などについてお話ししたいと思います。

ソーシャル・リファレンシングとミラーニューロン

「ソーシャル・リファレンシング」舌をかみそうな英語ですが、「ソーシャル」は「社会的な」、「リファレンシング」は「参考にする」、「引用する」という意味です。２０１７年に亡くなられた児童精神科医佐々木正美先生の著書『子どもへのまなざし』に紹介されています。『子どもへのまなざし』は育児書のバイブルともいえる名著で、「続」、「完」と全３冊ですが、子育て中の方にはお薦めです。ぜひともお読み下さい。

「ソーシャル・リファレンシング」は世界的な児童精神科医ロバート・エムディが提唱しました。エムディは、さまざまな環境で育った乳幼児を、思春期、青年期まで追跡して、どういう環境でどのような育ち方をすると、どのような人格をもった人間に育つのかということを、丹念に調べたのです。人間は社会的に何かを参考にしながら、社会的なルールを守りながら生きていきます。その重要な基盤をなすのが「ソーシャル・リファレンシング」であり、人が人と共感し合って、そのことを誇りと感じ合って生きるために重要な能力と述べています。この「ソーシャル・リファレンシング」を担っているのが、まさに「ミラーニューロン」なのです。

ハイハイから立ち上がった時、歩き出した時、子どもはママやパパの方を振り返ります。子どもは〈できたよ、みていてくれた〉という気持ちでしょう。そんな時、ママもパパも手をたたいて満面の笑みで、「やった〜、できたね、えらいね〜」と一緒に喜びます。こうした親子で気持ちを分かち合うことで、共感力が育っていきます。わが家の6歳と3歳の兄弟の話です。。上のお兄ちゃんが遊んでいると、弟が「なにしてるの〜」と寄って、お兄ちゃんが遊んでいる物を取り上げます。お兄ちゃんは「ママ〜」と泣くこともあれば、あきらめて別の部屋に行って他の遊びを始めることもあります。しばらくすると、お兄ちゃんは私の所に来て、私の手を引っ張って連れて行きます。〈ここにいて、ぼくを見ていてね〉というわけです。子どもは親に見守られながら、自分の感情を親に映し出して（ミラーリング）、感情を分かち合おうとするのですね。

『子どもへのまなざし』では、こんな話が紹介されています。上智大学の哲学者、神父であるアルフォンス・デーケンスさんが、自国ドイツでの格言をテレビで話していたというものです。「喜びは人と分かち合うと二倍になる。悲しみは人と分かち合うと半分になる。」まさにソーシャル・リファレンシング、つまりミラーリングを通した「共感」の大切さを言い当てた格言ですよね。私たち大人達は、いつでも子ども達に寄りそって、心も目も離さないで言葉がけをしていく、これこそが子育ての極意ではないでしょうか。

ミラーニューロンがもたらす「暗示」の善と悪

ミラーニューロンをテーマに新聞作りをしようと思い立ち、関連本を探すために、アマゾンで〈ミラーニューロン〉で検索しました。本の題名に〈ミラーニューロン〉を掲げているものは少なく、まだ研究段階の領域なんだなと認識しました。そんな中で、『ミラーニューロンがあなたを救う！』副題として「人に支配されない脳をつくる４つの実践テクニック」という本に巡りあいました。著者は大嶋信頼氏、臨床心理士です。大嶋氏は、「全ての精神症状は、ミラーニューロンを介した脳のネットワークシステムがかかわっている」ということを公にする足がかりにしたいと、〈はじめに〉で述べています。自分の体験談に基づいた話がたくさんちりばめられていて、私自身の過去にあった出来事ともつながって、大変興味深く読みました。この本を参考にしながら、私の自分史をお話しして、「暗示」について考えてみたいと思います。

小学校低学年の頃、私は落ち着きのない子どもでした。授業中、キョロキョロして先生の話はあまり聞かず、よく忘れ物をしていました。「浩信くんは、よく聞こえそうないい耳をもっているのにね～」と先生に言われました。家庭では、ガラスを割ったり、物をこぼしたり、弟に比べて不器用で失敗も多く、両親には「ドジの浩信がまたはじまった」とよく言われました。この言葉は、私が失敗を繰り返す負の暗示になっていたと思います。失敗する姿が自分の脳にミラーリングされ、意に反して失敗を繰り返してしまうのです。子育てをする上で、親御さんが何気なく言った言葉が、その子の後々の行動に影響を与えるということをよく知る必要があります。失敗をしても子どもを責めない、「大丈夫だよ」という声かけが必要だと思います。

小学3年生の頃、クラスの女子集団にいじめられるようになりました。宮田小学校の屋根裏部屋で女子集団に追い回されて、大変な恐怖を感じたことを覚えています。学校に行きたくなくて、朝起きると、今はない水銀の体温計を逆さに振って体温を38℃以上にして、学校を休んだこともありました（昔の体温計は振るんです！）。今思えば両親は分かっていて、私が学校を休むのを許してくれていたのだと思います。この時、「ずる休みするんじゃない、行きなさい！」って言われていたら、私は居場所がなくなってしまい、不登校になったかもしれません。

集中力がなかった小学校低学年頃の私は、勉強ができませんでした。母は「いじめられるなら、勉強ができるようになって皆を見返してやりなさい」と言いました。部屋に閉じ込められ、泣きながらドリルなどをやらされた時期もありました。友だちから母はスパルタママと言われました。ある時、テストで偶然にも100点を取り、母から「浩信、すごいじゃない。やれば、できるのよ」とほめられました。これを機に、100点を取って母にほめられたくて勉強に集中するようになったと記憶しています。もしこの時、「あなたは、やれば出来るはずよ。それなのに、なんで出来ないのよ」と言われていたら、今の私はなかったと思います。大嶋氏はこういった暗示を「呪いの暗示」と述べています。高学歴の親が、自分の子どもに言ってしまいそうな言葉だと思いませんか？　親が子どもにかける言葉は、その子の将来を決めてしまいかねない「暗示」になります。子どもに良かれと思って書いた「手紙」、これいい本だから読んでみなさいと渡した「本」など、親の気持ちの押しつけになったり、それがかえって子どもを苦しめることにもなります。これは私自身への反省でもあります。後で述べたいと思いますが、社会全体が多くの人々に負の「暗示」をかけることで、虐待、引きこもり、不登校、いじめなどの問題が起こっているように感じます。

私の両親は、九州佐賀の出身です。信州宮田村の地に来て間もなく、慣れない土地で私を難産のすえに産んでくれました。私の名前「浩信」は、母浩美の「浩」、信州の「信」から命名されました。両親は長い間よそ者扱いをされ、父は同業者からのいじめも受けていました。そんな暮らしづらい環境の中で、私や弟は両親からたくさんの愛情を注がれ育ちました。そんな愛情があったからこそ、私は母のスパルタ教育も受容できたし、がんばれたし、自己肯定感を持って数々の失敗を克服して、前進できたのだと思っています。両親には感謝の気持ちでいっぱいです。

尊敬できる人をまねて呪いの暗示から解放される！

大嶋氏の著書では、脳を呪いの暗示から解き放つ４つの方法が紹介されていますが、その１つが〈尊敬できる人のまねをする〉というものです。私自身も、人生のターニングポイントでそうしてきたなと感じますので、ここでも私の自分史を紹介しながらお話しします。

小学6年生の時、中学の数学を先取りさせようという母の考えで、中学校の数学の先生に家庭教師をしてもらいました。その先生から渡された本がありました。スコットランド人のクローニン（1896～1981）著『城砦《じょうさい》』という本です。クローニンは医師でもあり、その小説はヒューマニズムに富んだものが多く、その作品は日本でドラマ化されたものもあります。『城砦』の主人公はマンスンというスコットランドの青年医師ですが、おそらくクローニン自身の医師としての生活を基に描いた作品です。正義感が強く、社会の権威や矛盾とも闘いながら成長していく様が描かれています。社会的な名声や金銭的欲望に傾きかけながらも、妻や親友に支えられながら、人間性豊かな元の医師に戻っていく姿に私は大変感動しました。この小説を読んで、私は医師になろうと決心しました。中学、高校、浪人時代、くじけそうになった時、何度となくこの『城砦』を読み返して、自分の医師になる気持ちを奮い立たせてきました。医師になってからは読む機会はあまりなかったですが、私はこの小説の主人公マンスンをまねて生きてきたように思います。苦難があっても、〈ぶれない、くじけない〉私の精神はマンスンからのミラーリングだと思っています。

私は宮田中学時代に、大きく心が成長できたと感じています。3年間担任だったS先生との出会いは私にとってかけがえのないものです。32名のクラスでしたが、S先生の指導のもと、結束力があり、皆が皆を思いやり、お互いに切磋琢磨した3年間でした。S先生の名字の一部をとって、《しぶがき》

と自分らを呼んでいました。卒業文集も、卒業10年後に編んだ文集も『しぶがき』という名前でした。卒業して40年が経ちますが、正月、お盆の2回の同級会を続けています。私にとって、かけがえのない「快」のミラーニューロンでつながっているネットワークと思っています。S先生からは、中学時代に『継続は力なり』という格言を教えていただき、私はこれを忠実に実行してきました。このすずらん新聞もそうです。中学当時「生活の記録」という小冊子がありました。日々の思うところを書いて、それに対してS先生がコメントしてくれるという「交換日記」のようなものです。これを通して、自己中心的な思考を是正され、多様な考え方に対応し自分で考え抜く力をつけてもらったと思っています。中学卒業後、高校時代、浪人時代、大学時代、社会人になってからも、悩みがあればS先生の所に相談にいき、私の心のより所になっていただきました。今では、私がS先生の健康管理をさせてもらっており、少しは恩返しが出来ているのかなと思っています。

私の世代やそれよりも前の世代の方は、先生や親など身近な人間を尊敬する社会だったと思います。現代はいかがでしょうか。以前、すずらん新聞「メディア媒体が子どもの脳を脅かす」で岡田尊司著『脳内汚染』を取り上げました。人生を決定づけるといっても過言でない自我理想像を形成する段階において、子供たちは父親や母親、学校の先生、歴史上の偉人ではなく、メディアの中の存在を理想像として心に刷り込んでしまいます。超人的な戦闘能力で敵をなぎ倒すヒーローであったり、魔法の力で何でも思い通りにしてしまう便利な存在だったりをです。なぜ、現代の子供たちが父親や母親に対して、尊敬や親しみさえ抱かず、まるで異物に対するような目を向けて平然としているのか、冷酷に暴力をふるうことさえ平気でしてしまえるのか、根本的な原因がここにあると岡田氏は指摘しています。現代の子どもたちは、メディア媒体に登場する架空の人物をミラーリングしてしまうため、心は幼くなり、多様な考え方に順応できていない、負の暗示から抜け出せなくなっているのではないでしょうか。

「ミラーニューロン活用術」（すずらん新聞でのタイトル）は反響が大きく、脳科学的な子育て方法は大変参考になるとか、この内容を教育現場で講演した方がいい等のコメントをいただきました。皆さんにとって腑に落ちる内容ということなのでしょう。

私がフルマラソンで自己ベストを出したお話

２０１２年まで、私はトライアスロン、フルマラソンに挑戦していました。50歳になったのを契機に、トライアスロンは止め、マラソンはハーフまでにしています。十数年前の長野オリンピック記念マラソンで、自己ベスト３時間27分台を出した時のお話をします。当時の私は、どんな大会でも自己ベストを出したくて躍起になっていました。フルマラソンでは30㎞を過ぎるとペースがガタンと落ちて、記録が伸びないということを繰り返していました。この時、やはり30㎞を過ぎた辺りで、脚が前に出なくなりました。ちょうどその時です。後ろから3時間30分のペースランナーが集団を引き連れて、私を追い越していきました。私は力を振り絞って、ペースランナーを見ながらついて行くことにしました。しばらくは苦しかったのですが、段々と自分の走りが変わって、楽々と追うことができるようになりました。今思えばこの時私は、理想的なランニングフォームのペースランナーをミラーリングしていたのだと思います。ゴール1キロ手前から最後のスパートをかけて、自己ベストを出せたというわけです。これは、ミラーニューロンで脳が「快」のネットワークでつながった例かと思います。

不快な脳のネットワークから離脱する必要性

前述した女子集団から私へのいじめのきっかけは、女ボスのささいな悪事を私が先生に告げ口をした、ということだったと思います。私へのいじめが下火になってからも、女ボスからの目に見えないプレッシャーに苦しんでいました。中学に上がり、新しいクラスの「しぶがき」ネットワークに入ってから、私はようやく女ボスからの呪縛から解放され楽になったと記憶しています。

医者として開業してから、自分でも不思議と思える体験がありましたので紹介します。私はあるクラブに所属していました。技術的な指導をしていただき、大変お世話になったと感謝していたので、私はこのクラブにずっと所属しようと思っていました。ところが、ある出来事（詳細は述べませんが）を境にして、私の複数の友人がこのクラブからの脱会を勧めてきたのです。私としては合点がいかず、さんざん悩みました。しかし、信頼できる友人から強く促され、私としては納得いかない気持ちながら脱会しました。しばらくは居心地の悪さを感じましたが、1週間くらいすると憑きものが取れたように私の気持ちがスーっと楽になっていきました。まさに呪いの暗示から解放された感覚でした。

大嶋氏は『ミラーニューロンがあなたを救う！』で、人間は家庭、学校、サークル、職場、社会全体などさまざまな枠組みの中で、必然と2・6・2の構造にはまっていくと述べています。アリが100匹いたら、働いているアリは20匹、60匹は働いているふりをしている、残りの20匹は全く仕事をせずサボっている……学校の教室だったら、10人子供がいたら、2人がいじめっ子で2人がいじめられっ子、そして6人が傍観者というわけです。いじめっ子を10人集めてグループを作れば、同様の構造になると述べています。

私が所属していたクラブの中では、私は下位2割に属していて、上位2割のメンバーから脳のネットワークを通して汚物の垂れ流しを受けていたというわけです。脱会して私の心は解放され、救われたという気持ちになりました。人間はさまざまな脳のネットワークの中で生きています。不快な脳のネットワークの中にいつまでも属していたのでは、心が病んでしまい幸せにはなれません。ところが、私の場合もそうだったように、自分ではなかなか気付きにくいことです。不快な脳のネットワークにはまり続けないように、親身に考えてくれる友人、親、先生、先輩の存在は大切だといえます。

脳のネットワークで政治問題を考える

今、参議院選挙まっただなかですが（2019年7月）、政治について考えます。安倍晋三政権下では、森友学園問題、加計学園問題が大きな社会問題になりました。安倍総理の意向をくんで、官僚が「忖度（そんたく）」したのではないか、つまり安倍総理の気持ちに即した形で政治的に動いたのではないかという疑いです。「忖度」は流行語にもなりました。これも自民党に支配されている官僚が、ミラーニューロンでつながっていて、直接的に命令がなくとも安倍総理の思うように動いてしまったということでしょう。

人気の高かった小泉純一郎元総理の政治を振り返ってみましょう。「自民党をぶっ壊す」「構造改革なくして成長なし」などの単純明快なキャッチフレーズを打ち出し、マスメディアを利用して広く大衆の支持を集める手法を得意としていました。敵対勢力を悪役に見立て、自分は大衆の味方として戦いを挑むといった構図を作り上げ、国民を味方につけました。「劇場型政治」とも呼ばれましたが、これも私たち社会全体がミラーニューロンでつながっているため、ある意味私たちは〈はまってしまった〉ということではないでしょうか。

アメリカに目を向けてみましょう。自国第一主義を掲げ、政治や宗教、メディアにおいても分断を進め、対立を深めさせることで大統領にのし上がった感のあるトランプ大統領。ツイッターやフェイスブックを嫌っている大統領が巧みに利用しているのが、実はツイッターです。ツイッター政治と言われ、フォロワーは６０００万人を超えています。カリフォルニア大学ロサンゼルス校のジョン・ロジャース教授が全米約５００校の高校校長を対象に昨年夏に行った調査結果を紹介します。トランプ政権になってからの変化で、89％が「政治の世界における品性の欠如や好戦的な風潮が校内に波及した」と回答。83％で「不確かな情報や、生徒間の分断を広げるネット上の言説で、校内の緊張がひどくなった」と答えているそうです。トランプ大統領のツイッターでの過激な発言によって、アメリカ社会は分断と排斥という危機に陥っています。ＳＮＳの発達した現代では、一度に多くの人がミラーニューロンでつながってしまうため、負の脳のネットワークで社会がどんどん劣化していく危険が高いといえます。

社会の劣化が起こす引きこもり

２０１９年６月、長野県が県内民生児童委員約５０００人のアンケート調査を元に、引きこもり数を初めて公表しました。引きこもり総数は県内に２２９０名、男性73％、女性22％、年代は40歳代28・5％、50歳代22・9％、30歳代21・1％でした。30歳代から50歳代で7割を占めています。平成時代に、40歳代の引きこもりの方は10歳から、50歳代の方は20歳から、30歳代の方は幼少時から30年間を過ごしたことになります。つまり、平成時代に引きこもりが増えたことが見えてきます。皆さん、お分かりでしょうか？　これまで、この本で語ってきたことです。平成時代に、コンビニ店が急増し腸内細菌叢を乱す次亜塩素酸たっぷりのコンビニ弁当を食べる機会が増えたこと、水煮食品などが多量に使用されることで現代の食事が慢性的なミネラル不足になっていること、腸や脳に負荷をかけるグルテン豊富なパンなどの小麦食品を過剰に摂取していることなど、食生活の悪化によって脳が正常に働かなくなっているのです。さらに、ゲーム機器、テレビ、スマホなどのメディア媒体が、子供たちの健全な脳の発育を阻害しているのです。さまざまな面で、平成時代に日本社会は劣化したことは明らかです。経済界きっての論客として知られる経済同友会代表幹事の小林喜光氏は、平成時代を「敗北と挫折の30年」と述べ、内閣府が昨年2018年夏に発表した国民の75％が現在の生活に満足しているという結果を「異常」と憂慮しています。私は平成時代の食生活の大きな変化、世界を席巻している日本のゲーム業界のめざましい発展が、日本人の脳を軟弱化させたと思っています。

いじめ、不登校、虐待とどう向き合うか

いじめ、不登校、虐待といった問題も、食事やメディア媒体と無関係ではありません。学校という枠内で負の脳のネットワークに組み込まれた子供たち（2・6・2構造の下位2割）がいじめを受け、そのネットワークから離脱する手段として不登校になっていく過程はある意味、自然なことです。そんな場面では、そういった子供たちの居場所がなくてはなりません。家庭がその受け皿になれば問題ありません。ところが、多くの場合、親の不理解で子供たちの居場所が少なくなっていると思います。

昨今、いじめから自殺をした子供たちの状況をみると、学校側が責任逃れでいじめの事実を故意に隠したり、子供側に寄り添った対応ができていないケースが多いように思います。言いにくいことですが、日本の教育現場も劣化しているのではないでしょうか。

虐待はどうでしょうか。家庭という枠組みの中で行われるため、2・6・2構造の下位に属する子供たちは多くの場合、声が上げられません。親からの負のネットワークに支配されたまま、ずっと過ごすことになります。そんな中、救いの受け皿にならなければならないのが、家庭外の学校や児童相談所などです。ところが、虐待を受けている子供たちを一時的に避難保護する児童相談所（児相）の一時保護所が、刑務所のような環境で、一度保護されても再度の保護を子供たちが拒むケースが多いとの報道が最近なされました。児相への人員配置不足もあって、児相だけを責めるわけにはいきません。しかし、益々少子化時代を迎える日本社会にあって、困っている子供たちの居場所がない社会であってていいのでしょうか？　子供は社会の宝です。幼児教育・保育の無償化だけで済まされない問題だと思います。

ミラーニューロンを使った世直しの提案

社会のさまざまな問題は、まさにミラーニューロンの負の副産物といえます。このままでは令和社会は、平成社会と同様に健康的にも、社会的にもいい時代にはならないでしょう。ですから、私は提案したいと思います。この本で私が語ってきたことを、特に子育て世代を中心に認識してもらい、実行してもらいたいのです。日本では、毎年約100万人の子供たちが生まれています（平成28年より100万を切ったようですが）。この子供たちに、私が語ってきた食事の改善、メディア媒体との関わりの改善を、周囲の大人、そして社会全体で行っていけば、日本社会は変わっていくと思います。

日本には「目は口ほどに物を言う」「空気を読む」などの言葉があるように、日本人は言葉以外の方法で人の気持ちを察したり、意志の疎通をすることを得意としていて、ミラーニューロンでつながりやすい民族だと思います。この本を読んだ皆さんの一人一人が、便利生活が生んだ弊害を認識し、「これではいけない、変えていこう！」という脳のネットワークで238ページのイメージ図のようにつながっていけば、やがて日本の明るい未来が見えてくると信じています。

（すずらん新聞第207号～209号　2019年6～8月発行）

あとがき

17年間「すずらん新聞」を毎月発行するにあたって、読んだ書籍は200冊を超えています。その中から、これは患者さんに伝えたいと思った書籍を選りすぐって紹介してきました。医師としての知見も加えて、かみ砕いて、わかりやすく伝えてきたつもりです。この本は、健康書籍のゴールデン・ブッククレビューともいえるもので、今までになかった「健康に関する美味しいところ取りの本」と思っています。

私自身、新聞で紹介した内容のほとんどを実行して、生活しています。牛乳は15年間、1本も飲んでいません。消化器病専門医として、炎症性腸疾患の患者さんには、刺激物はもちろん牛乳摂取を禁止します。前立腺癌、乳癌の原因になり、遺伝子組み換えホルモンが打たれ、遺伝子組み換え穀物を与えられた乳牛から搾りだされた牛乳が、健康食品として、学校給食で毎日のように出されている現状は憂慮せざるを得ません。牛乳はカルシウム豊富な食品（きちんと吸収されるかどうかは別問題として）のため、管理栄養士さんにとって、子供たちに摂取させるべきカルシウム量をクリアするために重宝な飲み物と聞いたことがあります。5年ほど前に、私が校医を務めている小学校でこの本のごく一部の内容を講演したことがあります。最後の講評で、校長先生からは「内容が過激で、なんとコメントしたらいいのか……」、市から出席されていた管理栄養士さんからは「今後も科学的根拠に基づいて、栄養指導してまいりたいと思います」とのお話がありました。これ以降、私への講演依頼は無くなりました。ブラックDrのリスト入りをしたのだと思います。管理栄養士さんのコメントに反論すれば、本文でも書いたように、牛乳を健康食品と位置づけたのは、アメリカのスポック博士の育児書です。その博士が第7版で「牛乳を子供たちに飲ませてはいけない」と明言したのです。この第7版が日本では発刊されず、第6版までの内容が栄養士への教育や母子手帳の基礎になっている事実をしっかり認識する必要があります。そこには科学的根拠などないのです。

わが家では現在6歳、3歳の子供たちに牛乳は飲ませません。パンもめったに食卓に載ることはありません。子供たちからリクエストがあれば、家内は米粉のパンや製菓を使うように心掛けています。子供たちが好むポテトチップスなどのトランス脂肪酸いっぱいのおやつを食べさせることも控えています。

自閉症の6歳の男児は、機関車トーマスが大好きです。不安な状況になったり、3歳の弟におもちゃを横取りされると、「プラレールヘンリーきえちゃう」と言います。私も、家内も「消えないよ、大丈夫だよ」と声かけして安心させます。ある時、パニックや「プラレールヘンリーきえちゃう」が頻回になったことがありました。私は家内に「ミネラル補給ちゃんとできている?」と聞いたところ、家内から「ちょっと、さぼってた」と返事がありました。偏食のため家内も苦労するのですが、納豆などの好物に無添加の粉末状だしを入れるようにしたところ、たちまちパニックや「プラレールヘンリーきえちゃう」が無くなりました。現代の食事（コンビニ・レトルト・冷凍食品などの簡便な加工食品）は、水煮食材を使っていて、リン酸塩という添加物が多量に使われているため、ミネラルが極めて不足したものになっています。食生活が便利になった平成時代に、さまざまな病気が増えた大きな原因と確信しています。

わが家では、テレビはできるだけつけないようにしています。DVDは見せますが、情操教育になるもの、教育的な内容のものに限っています。以前はスマホ動画で子守をさせることもありましたが、「スマホが子供の脳をダメにする」の新聞を発行してから、止めています。スマホを子供たちに持たせるのは高校生になってからのつもりです。ゲーム機器もねだられても、購入するつもりはありません。その時には、子供にこの本を読んでもらって、理解してもらうつもりです。厳しいですが、子供の未来がかかっていますからやむを得ません。

現在57歳の私には一つの大きな目標があります。それは107歳まで生きられた日野原重明先生のように、100歳を越えても現役医師として働くことです。その実現のために、この本で語ったことを実行しています。早寝早起き、7時間睡眠、腹7分の食事、ゴボウ茶、EPA・DHAの積極的な摂取、グルテン豊富な食品の制限、適度な運動、定期的な検診などを実行しています。アルコールは赤ワインを主に飲んでいますが、こればかりは適量にはなっていません。家内は朝食、夕食に、いつもバランスを考えた食事を出してくれますが、私は腹7分と決めていますので、どれも少しずつ残すようにしています。おそらく、私の肉体も心も、同年代の方より若いと思っています。私が「すずらん新聞」に書いてきたことを自ら実行して、私の患者さん、皆さんの手本になっていこうと思っています。

現代の社会問題、いじめ、不登校、虐待、引きこもりなど、私たちの脳がミラーニューロンでつながっていることと無関係ではないという観点は、今まで語られなかったことです。脳が正常に働かない現代の食事を見直し、無分別にメディア媒体にどっぷりつかる今の生活を改善していかないと、令和の時代も、平成の時代と同様に、さまざまな病気や社会問題が増えていくことは間違いないと思っています。

グルテン・カゼインの健康被害、ミネラル不足食品の問題、メディア媒体が現代人 ― 特に子供たちの脳をむしばんでいることなどは、これまで語られてきましたが、残念ながら、多くの人々が知らないまま、企業利益に相反する事柄のため封印されてきました。令和を歩んでいく人々に、これ以上、さまざまな病気が増えないように、そして、私の子供も含めた発達障害の子供やその親御さんの笑顔が増えるためにも、この本が救いとなることを祈ってやみません。

参考書籍・参考講座・参考講演

大塚貢著「給食で死ぬ!!」コスモ21
内山葉子著「パンと牛乳は今すぐやめなさい!」マキノ出版
エジソンアインシュタインスクール協会指導者養成講座
小若順一・国光美佳著「食べなきゃ、危険?!」三五館シンシャ
小若順一・国光美佳著「新型栄養失調」三五館
岡田尊司著「脳内汚染」文藝春秋
川島隆太著「スマホが学力を破壊する」集英社新書
樋口進監修「心と体を蝕む『ネット依存』から子どもたちをどう守るのか」ミネルヴァ書房
矢部武著「携帯電磁波の人体影響」集英社新書
ディビット・パールマター著「腸の力であなたは変わる」三笠書房
ディビット・パールマター著「『いつものパン』があなたを殺す」三笠書房

小林弘幸著「なぜ『これ』は健康にいいのか？」サンマーク出版
南雲吉則著「50歳を超えても30代に見える生き方」講談社新書
竹内孝仁講演「認知症を治すケア　その理論、実践、成果」２０１７年11月東京
竹内孝仁著「水をたくさん飲めば、ボケは寄りつかない」講談社新書
竹内孝仁著「介護基礎学―高齢者自立支援の理論と実践」医歯薬出版株式会社
文春クリニック「がん『予防』と『早期発見』の最前線」文芸春秋
豊島治著「『食道／胃／大腸がんの早期発見・予防&内視鏡』最前線」医学舎
日本乳癌学会編「乳癌診療ガイドライン②疫学・診断編２０１８年版」金原出版株式会社
日本泌尿器科学会編「前立腺癌検診ガイドライン２０１８年版」メディカルレビュー社
日本膵臓学会編「膵癌診療ガイドライン２０１６年版」金原出版株式会社
マルコ・イアコボーニ著「ミラーニューロンの発見」早川書房
瀧靖之著「こんなカンタンなことで子どもの可能性はグングン伸びる！」ソレイユ出版
大嶋信頼著「ミラーニューロンがあなたを救う！」青山ライフ出版

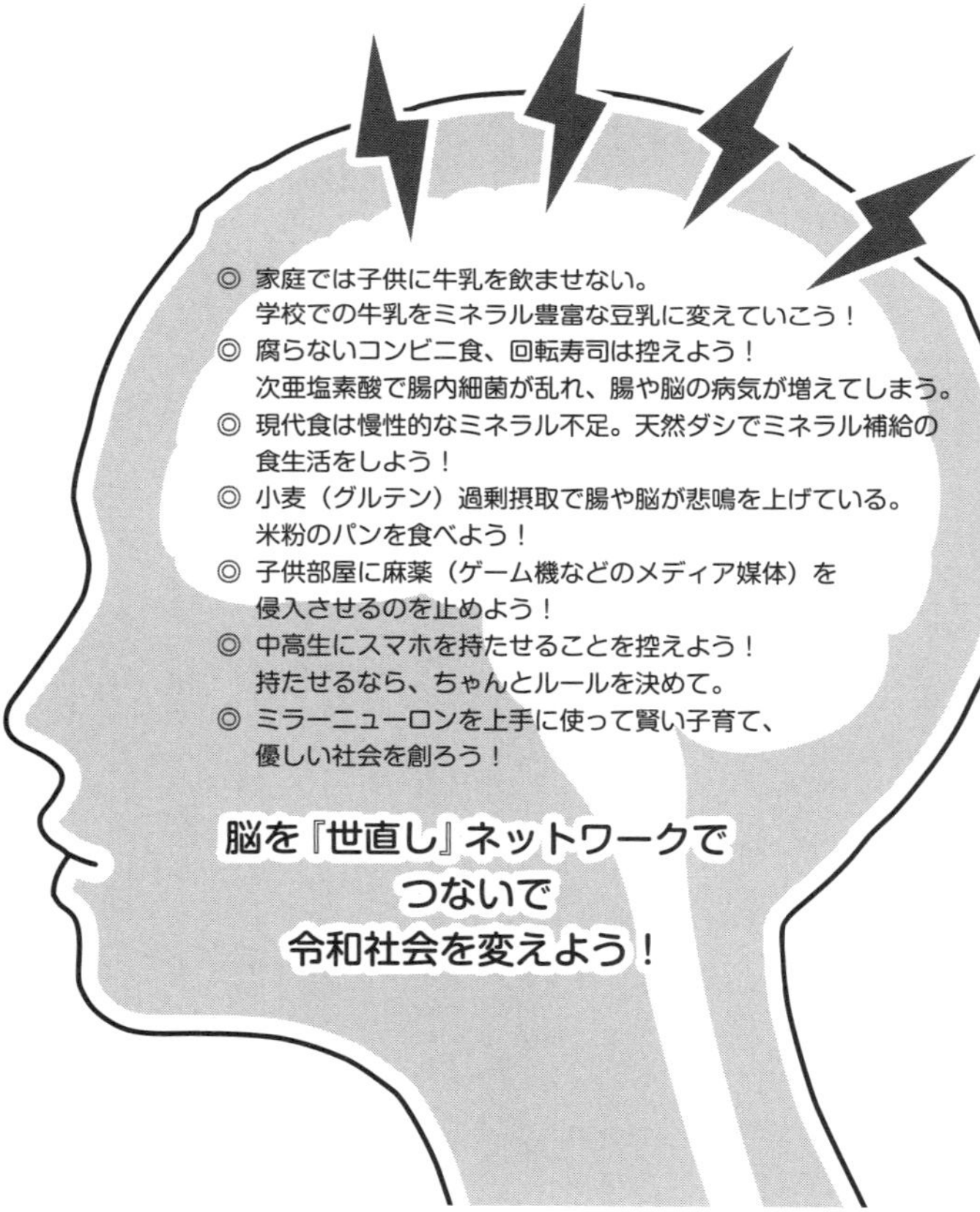
◎ 家庭では子供に牛乳を飲ませない。
学校での牛乳をミネラル豊富な豆乳に変えていこう！
◎ 腐らないコンビニ食、回転寿司は控えよう！
次亜塩素酸で腸内細菌が乱れ、腸や脳の病気が増えてしまう。
◎ 現代食は慢性的なミネラル不足。天然ダシでミネラル補給の
食生活をしよう！
◎ 小麦（グルテン）過剰摂取で腸や脳が悲鳴を上げている。
米粉のパンを食べよう！
◎ 子供部屋に麻薬（ゲーム機などのメディア媒体）を
侵入させるのを止めよう！
◎ 中高生にスマホを持たせることを控えよう！
持たせるなら、ちゃんとルールを決めて。
◎ ミラーニューロンを上手に使って賢い子育て、
優しい社会を創ろう！
脳を『世直し』ネットワークで
つないで
令和社会を変えよう！

著者紹介

前山浩信
（まえやま　ひろのぶ）

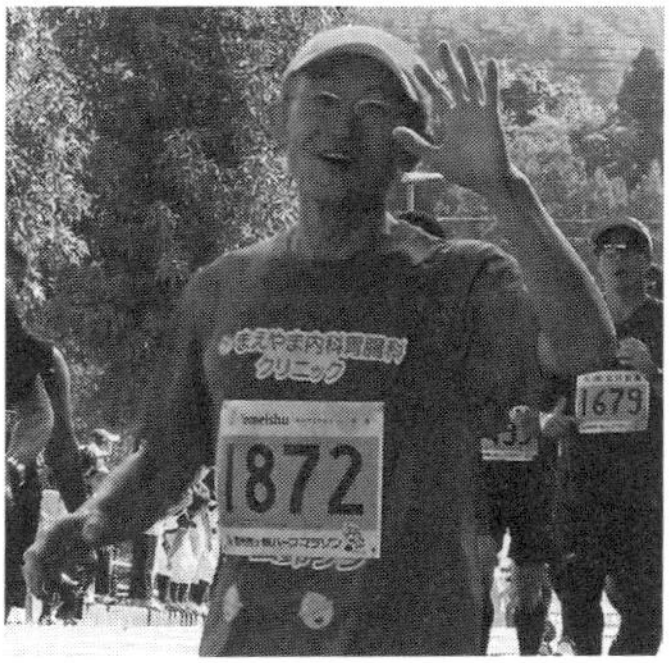

2019年9月　信州駒ヶ根ハーフマラソン
撮影　滝沢 右憲 氏

1962年生まれ。長野県上伊那郡宮田村出身。内科胃腸科専門。
医療法人すずらん理事長、まえやま内科胃腸科クリニック院長。
男性４人の合唱『こもれびカルテット』主宰、2010年声楽アンサンブルコンテスト全国大会（福島）に長野県代表で出場。
2009年佐渡国際トライアスロン大会完走（236km、13時間55分）
2012年全日本トライアスロン宮古島大会完走（200km、12時間13分）
マラソン、合唱、駅伝、庭作り、庭いじり、野菜作り、陶芸と多趣味。

医療法人すずらんHP
http://suzuran-maeyama.com/

便利生活があなたを蝕《むしば》む！

パンと牛乳、コンビニ・レトルト食品、スマホが危ない

著者　前山 浩信

発行日　2019 年 12 月 23 日
発行者　高橋 範夫
発行所　青山ライフ出版株式会社（SIBAA BOOKS）

〒 108-0014
東京都港区芝 5-13-11 第 2 二葉ビル 401
TEL：03-6683-8252　FAX：03-6683-8270
http://aoyamalife.co.jp
info@aoyamalife.co.jp

発売元　星雲社（共同出版社・流通責任出版社）
〒 112-0005 東京都文京区水道 1-3-30
TEL：03-3868-3275
FAX：03-3868-6588

装幀　溝上 なおこ

印刷 / 製本　シナノパブリッシングプレス

ISBN978-4-434-26794-9